U0339590

全膝关节
置换手术技巧
截骨与软组织平衡

Skills of Total Knee Arthroplasty
Bone Cutting and Soft Tissue Balancing

周殿阁 编 著

天津出版传媒集团

天津科技翻译出版有限公司

图书在版编目(CIP)数据

全膝关节置换手术技巧:截骨与软组织平衡/周殿阁编著.
天津:天津科技翻译出版有限公司,2020.1(2024.8 重印)
ISBN 978 - 7 - 5433 - 3976 - 7

Ⅰ.①全…　Ⅱ.①周…　Ⅲ.①人工关节 - 膝关节 - 移
植术(医学)　Ⅳ.①R687.4

中国版本图书馆 CIP 数据核字(2019)第 214902 号

出　　　版:天津科技翻译出版有限公司
出 版 人:方　艳
地　　　址:天津市南开区白堤路 244 号
邮政编码:300192
电　　　话:(022)87894896
传　　　真:(022)87895650
网　　　址:www.tsttpc.com
印　　　刷:北京博海升彩色印刷有限公司
发　　　行:全国新华书店
版本记录:787mm×1092mm　16 开本　11.5 印张　200 千字
　　　　　2020 年 1 月第 1 版　2024 年 8 月第 3 次印刷
　　　　　定价:98.00 元

(如发现印装问题,可与出版社调换)

作者简介

周殿阁，医学博士，主任医师。北京大学人民医院骨关节科副主任，北京大学生物医学跨学科研究中心博士生导师。1991 年毕业于河北医科大学医疗系，2001 年获北京大学医学部博士学位。1999 年 9 月至 2000 年 9 月，德国 Augsburg 市 Hessing 骨科医院客座医生。2013 年，美国麻省总医院骨科访问学者。专注人工关节基础与临床研究 26 年。擅长各种髋、膝关节置换及翻修手术。每年完成各类关节置换及翻修手术 500 余例。主要研究方向为关节病的外科治疗、骨科生物力学、生物医学工程、人工关节设计等。获国家专利 10 余项，在国内外专业核心期刊发表文章 30 余篇。主编或参编、参译学术著作 10 余部。曾任学术兼职：北京生物 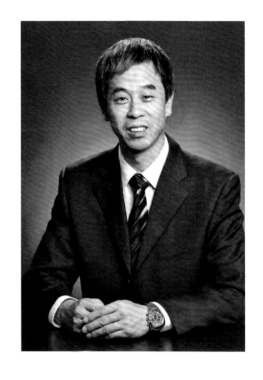 医学工程学会理事，中华医学会骨科学分会膝关节外科工作委员会委员、关节外科学组骨关节炎工作组成员，中国医师协会骨科医师分会膝关节专业委员会委员等。

序　言

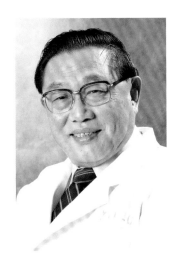

记得 20 世纪 60 年代末，我在北京医学院附属人民医院临床实习的时候，最喜欢听麻醉科谢柏樟主任讲课，一支粉笔在黑板上飞快地画出许多形象的小图，把各种不同的麻醉要点、人体的不同反应、并发症等生动地展现在我们眼前。一堂课下来，学生们不仅一点也感觉不到枯燥乏味，而且有种耳目一新、记忆深刻的感觉。

1970 年毕业，我有幸留在人民医院工作，当时留在外科工作的有何申成师兄和我两个人。冯传汉院长虽然两年后选择了我加入骨科工作，但后来老爷子跟我聊天时真诚地告诉我，他很希望何申成也能到骨科来，因为他非常擅长绘画，这个本事对今后科室和个人业务的发展是非常重要的。白塔寺人民医院五层小礼堂里有一幅《毛主席去安源》的油画，就是何申成医师亲笔画的。冯院长说，一个医院，特别是教学医院，一定要有一位高水平的画师，既懂得医学，又能画图，这对教学、编写教材、绘制图谱、发表论文都是非常重要的！冯老一直非常重视这方面人才的选择。当时人民医院教学制图室有位郭老师，图画得非常不错，但由于缺乏医学背景，冯老仍然感觉她还是不能很好地理解和表达医生的要求。关于这个问题，他跟我讲过多次，他非常羡慕老协和医院和积水潭医院的制图室就有这方面的专家。

1973—1974 年，冯传汉院长送我去北医三院成形科和积水潭医院手外科进修学习。我有幸师从王澍寰老师，王老师有着丰富的临床经验和扎实的技术，博大精深的专业知识，以及一丝不苟的治学和科研精神。在此期间，我也认识了令人惊叹的韦家宁老师。韦老师给我们讲课、分析病例时，甚至在和患者及家属术前谈话时，信手拿过一张白纸，就能轻松而逼真地把正常的解剖、现在的病损情况及这次手术要解决的问题都展现在我们眼前，让人一目了然。就连那些不懂医学的患者和家属也能像看小人书一样，从图中理解手术的关键和难点。这让我佩服极了！除了每次都跟进修医生争相保存韦大夫画的图之外，从那一刻开始，我就下决心认真学习绘图，术前把伤手外形画下来，术中站在床前边看边画，争取把关键步骤都画下来，进修结束时也积累了不少宝贵的手术图。

1984—1986 年赴美国凤凰城关节炎中心学习时，我购买了照相机，但我总觉得照片很难把关键步骤展现出来，还是画下来才能更好地突出重点和关键所在。学习两年下来，我也带回国几本手术草图，这对我后来的临床工作帮助非常大。正是在冯传汉院长的影响下，我担任院领导后对这方面人才的渴望程度就更深了。记得当年付中国医师从吉林到北京时曾到我院求职，面试时正好遇到了我，听说他干过手外科，写得一手好字，特别是还会绘画时，我不由得眼前一亮，感到人才难得，几乎马上就答应了他的求职愿望。他的这些能力在后来的教学、幻灯片制作、发表学术论文、绘制手术图谱等工作中都发挥了很大的作用，也为我们人民医院争得不少的荣誉。

周殿阁医师的专业素养我早有感知。当年研究生面试的时候，感觉他是从基层医院脚踏实地干出来的，具有一名外科医生的胆量和魄力，但他还有绘画的本领还是后来发现的。当年我正在写一篇关于"骨性融合膝关节的置换手术"的文章时，深感术中照片还是不能让读者一目了然，不能更容易地理解和掌握，能否用简图表示出来？他说，"让我试试"。过了几天，他拿来几张图，这正是我所需要的！这时我才发现他这个藏而不露的本事。2012年2月，他根据自己的临床实践和体会编写了《膝关节置换软组织平衡图谱》一书。看到这本书后，我为他的成绩而高兴，虽说还有不足之处，但这是我们人民医院关节科实践冯院长教导的一次尝试！时光飞逝，近8年过去了。周殿阁医师积累的手术例数更多了，内容更精彩了，经验和教训也更深刻了，当然时间也更紧张了！但他没有忘记教学和培养年轻骨科医生的需要，挤出自己宝贵的休息时间，对原书内容进行全面修订整理，又增添了百余幅新图。我想，这一工作也是对冯传汉院长教导的传承吧。

我深信，本书不仅会让年轻医生掌握关节置换的软组织平衡问题时少走弯路，而且会让大家更加深刻理解医学专业绘图艺术的重要性。这也是为什么著名的美国手外科学会前任主席Swanson教授在编写《手外科学》的过程中特别聘请韦加宁教授帮助他绘图，因为这样的人才实在难得。

希望今后我国能多出一些图文并茂的教材，多一些全面发展型的人才！

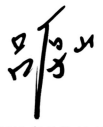

2019 年 7 月 19 日

前　言

　　全膝关节置换的普及和技术的提高,仍有赖于对最基础、最关键的问题的理解,即截骨和软组织平衡。由于膝关节结构复杂、个体差异大,术者即使经验丰富仍会犯失察之错。

　　入门伊始,先应了解下肢生物力学及韧带功能,次当知晓关节置换后下肢力线有了哪些改变,再要理清各种畸形导致骨的异常对线以及韧带解剖关系的病理变化。把握上述三点,手术截骨和平衡方能游刃有余。故本书第1章为基础理论章节,简要介绍与全膝关节置换相关的简单的生物力学原理及各主要韧带的解剖及稳定功能,此为正确实施截骨及平衡之前提。不同的假体其韧带稳定性要求各不相同,但原则并无二致。了解生理力线及正常韧带的功能之后,不同状态的畸形造成韧带的病理改变是不同的,对膝关节病变或畸形后韧带病理改变的了解是正确实施韧带平衡及关节重建的关键。

　　手术之前,面对众多的关节假体,令人眼花缭乱,如何选择及使用非常关键。第2章重点介绍了两部分内容:韧带平衡的生物力学原理及不同假体类型选择相关韧带平衡方法。膝关节置换有两个关键步骤——截骨和韧带平衡,二者相辅相成。本章针对通用于所有关节假体的侧副韧带平衡、髌股关节的平衡,尤其是围绕后交叉韧带保留与否及其平衡方法加以重点介绍。目前国际上后稳定型假体的使用占多数,国内尤甚。一则缘于国内膝关节严重畸形的病例较多,后稳定型假体为主要选择;二因后稳定型假体操作简单,软组织平衡易于处理。随着对膝关节置换理解的日益加深,保留后交叉韧带的关节置换势必兴起。了解假体设计及选择依据,有助于术者根据不同膝关节病变及韧带情况选择得心应手且适合病患的假体。

　　刀横膝前的一刻,就进入本书的第3章实战环节,第3章重点介绍了膝关节几种典型畸形的截骨及软组织平衡方法。选择关节假体的限制性越低,对软组织平衡技术的要求就越高。必须指出的是,任何膝关节畸形和韧带的病变都不可能独立存在。如内翻畸形可能合并不同程度的屈曲挛缩,外翻畸形可能合并屈曲挛缩或膝反张畸形等。同时,内外翻畸形有的是以骨破坏为主,有的是以韧带挛缩为主,部分见于先天性发育不良或后天手术、创伤等导致。所有的手术操作方法均应建立在对膝关节解剖学和生物力学的充分理解的基础上进行。根据畸形程度和挛缩的部位不同,进行针对性松解以达到内外侧软组织平衡,同时还可以通过调整截骨改善屈伸间隙。

　　千钧将一羽,轻重在平衡! 在全膝关节置换的手术操作中,若想得到理想效果,截骨是基本前提,软组织平衡则是体现截骨效果的重要保证,实操中很难将二者截然分开。广义的软组织平衡可能在手术入路时就已经开始，一直贯穿至缝合阶段。相信同道们在临床实践中都有各自宝贵的经验与技巧。

本书难免挂一漏万，疏漏多多。同则甚幸，异则为鉴。感谢大家！

2019 年 10 月 15 日

目　录

第 **1** 章

全膝关节置换相关的下肢生物力学

第一节　生理与机械:膝关节置换前后下肢力线

全膝关节置换(total knee arthroplasty,TKA)手术之前,首先要掌握下肢生物力学的基本知识,包括下肢冠状面、矢状面和轴位三个平面上的解剖及力学,以及关节置换前后生物力学的变化。

一、冠状面

生理状态下,下肢机械轴,即股骨头中心到踝关节中心的连线,为整个下肢的负重力线。该轴线通过膝关节中心偏内侧,膝关节内外上髁轴垂直于此线。通过股骨和胫骨干的中心线为其各自的解剖轴。股骨机械轴与股骨解剖轴之间有5°~7°的外翻夹角。胫骨解剖轴与胫骨机械轴共线。冠状位关节线有3°内倾。全膝关节置换术后,关节线消除了3°的内倾而与地面平行并垂直于胫骨长轴。下肢力线通过膝关节中心。因此,全膝关节置换术后下肢力线已经发生了改变(图 1.1.1)。

二、矢状面

从三维角度观察,沿着股骨滑车轴线(Whiteside 线)的膝关节屈伸运动形成一个矢状位的中线平面。由股骨头中心、股骨机械轴、股骨滑车沟、髌股关节顶端、髁间嵴、胫骨力线和踝关节中心组成的冠状位下肢力线即在此平面内运动。膝关节屈伸轴近似于内外上髁连线或称内外上髁轴(A)(或称通髁线)垂直于此中线平面。髌骨在肌肉的牵拉下沿滑车沟运动,其轨迹也位于此中线平面上。矢状面上可见股骨干有轻度前弓,胫骨平台有 7°左右的后倾角。

正常膝关节股骨上髁轴垂直于膝关节屈伸的矢状位平面 P(图 1.1.2)。胫骨近似垂直于地面,同时使髋关节处于最佳的功能位。在整个负重面上,股骨和胫骨关节面轻度向内侧倾斜,这使得在整个屈膝范围内的关节面都处于轻度内翻状态。站立位时,胫骨平台内侧的负重比例约为 65%,外侧约为 35%(图 1.1.3)。由于内侧负重比例较大,临床上常见的骨关节病多为内侧关节面磨损和退行性病变,这是骨关节病发生的生物力学因素。

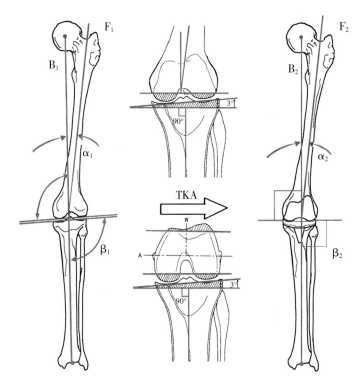

图 1.1.1 膝关节置换前后下肢力线比较。①髋关节中心、膝关节中心和踝关节中心近似为一条直线,此为下肢机械轴(B);②股骨解剖轴线与下肢机械轴有 5°~7° 的外翻夹角(α);③胫骨机械轴与下肢机械轴重叠;④股骨滑车轴线(W)(前后平面上,即 Whiteside 线)与下肢机械轴重叠并垂直于内外上髁轴(A);⑤关节置换术后关节线 3° 的内翻变为平行于地面(β1→β2)。

在 TKA 手术中,股骨解剖轴作为股骨远端垂直于机械轴截骨的解剖参考线。以此参考线进行的股骨远端 5°~7° 外翻的截骨面垂直于膝关节屈伸平面。同样,胫骨平台的截骨面垂直于胫骨长轴并同时垂直于膝关节屈伸平面(图 1.1.3)。

那么,生理状态下平台内倾 3° 的意义和关节置换术后的关系如何理顺呢?

平台内倾 3°,下肢力线通过平台内侧,这样在膝关节中心和下肢力线之间就出现了一个偏心距。同冠状面股骨后髁的偏心距及股骨的偏心距一样,其作用是给关节周围的肌肉提供一个合适的力臂,以助膝关节完成屈伸、旋转、内外翻等各种生理活动。力线的偏移同样是引导膝关节股骨以胫骨平台内侧为轴心,在关节屈伸的过程中有 20° 左右的内外旋活动。有人认为 TKA 的截骨应该保持这一角度以获得生理偏心距。历史上也有假体及定位器械维持内倾 3° 的截骨设计。这种截骨方式以保留后交叉韧带型(CR)关节置换的拥趸者最为推崇。

那么这里就会出现一个问题:反对 3° 内倾者认为,内倾 3° 会增加假体—骨床之间的剪切应力,造成过早的界面松动问题出现。而对称性内外髁设计的膝关节已经改变了生理的不对称性,因此没必要再单纯维持一个内倾 3°。其次,大部分的胫骨手动定位器械不太容易达到恰好 3° 的内倾,定位不准确。部分赞成维持 3° 内倾的学者认为,在保留后交叉韧带的关节置换(CR)中,保留 3° 内倾截骨有利于维持内侧间隙的平衡,使膝关节的运动更符合生理,并

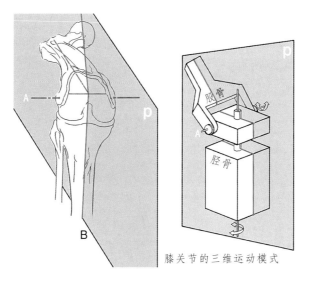

膝关节的三维运动模式

图 1.1.2　当以三维角度观察膝关节运动时,下肢机械轴(B)扩展为一个屈伸矢状位上的平面(P)。髋、膝、踝关节中心位于此平面内。股骨滑车在此平面上运动。因此,髌骨通过滑车沟被股四头肌牵拉,就像一条绳子牵拉对线精准的滑车一样。股骨通髁线(A)垂直于中线平面(P)。胫骨在完成膝关节屈伸运动的同时围绕自身的纵轴进行内外旋转。这样,膝关节的运动可以分解为围绕两个固定轴的运动,即围绕通髁线进行的膝关节屈伸运动和在屈伸过程中胫骨围绕其纵轴发生的内外旋运动。

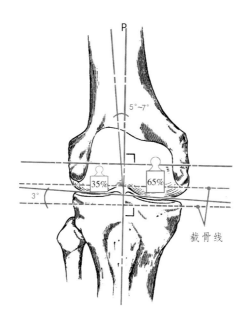

图 1.1.3　膝关节置换截骨原则(冠状位)。①胫骨截骨面垂直于胫骨长轴和下肢机械轴,并相对于关节面有3°外翻;②股骨远端截骨面垂直于下肢机械轴,相对于股骨长轴有5°~7°的外翻,相对于原关节面有3°的内翻;③股骨和胫骨截骨面的3°修正相互补偿,使其截骨面相互平行并垂直于下肢机械轴。

且平台垫片受力分散,其意义远大于假体界面的不良剪切力。使用 CR 假体的医生可保留维持 3°内倾截骨的习惯,不过建议使用导航系统引导截骨更准确。文献上也有对于膝内翻病例矫正不完全者术后膝关节功能反而更好的报道(Luc Vanlommel 等, 2013)。

三、轴位

　　股骨内外后髁连线与通髁线有外旋 3°的夹角。关节置换截骨的位置通常以内外后髁线作为屈曲位股骨前后髁截骨的解剖参考线(以此线为基准外旋 3°截骨),这样使置换后假体的屈伸轴线与通髁线吻合。由于内外髁突解剖定位不准确,临床上多以后髁线外旋 3°作为定位参考。在畸变或后髁破坏的情况下,如外髁发育不良或翻修手术时,后髁失去了定位的准确性,则前后轴线(Whiteside 线)可作为屈曲位截骨的第二条参考轴线。此线为股骨滑车最低点与髁间窝中点的连线。在屈膝位上,找到后交叉韧带的外侧边缘即为髁间窝中点,此线位于前后中线平面上,其延长线通过股骨头中心及胫骨长轴,并与通髁线垂直(图 1.1.4)。

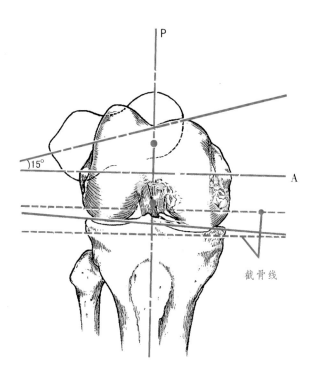

图 1.1.4　膝关节置换截骨原则(轴位)。屈膝 90°,关节截骨面平行于通髁线并垂直于股骨中线的平面(Whiteside)。股骨颈相对于通髁线大约前倾 15°。当膝关节处于屈曲功能位(上台阶或从坐位站起)时,股骨颈和通髁线的位置保持相对固定,胫骨处于垂直位。

第二节　静与动:膝关节周围相关韧带解剖及功能

　　膝关节稳定结构分两类，即由关节表面形状提供的内在稳定性和由软组织提供的外在稳定性。除侧方稳定性之外,所有的稳定性基本上都是外在稳定性,由此膝关节外在稳定性的重要性可见一斑。其外在稳定性可以分两类:静态稳定结构和动态稳定结构。前者主要由韧带和关节囊组成,后者由肌肉动力系统组成。静态结构是膝关节稳定性的基础,根据韧带起止点位置不同,其稳定功能各异。原则上,起止点距离膝关节屈伸轴线近的韧带,同时具备屈伸稳定功能,如内、外侧副韧带。而起止点距离关节线越远的韧带,根据其位置不同,会单独或偏重于影响屈或伸某一角度范围内的稳定性。如髂胫束,伸膝位垂直于关节线,为外翻稳定结构,屈膝位则逐渐平行于胫骨平台,变成旋转稳定结构。由于其位置偏后,在屈曲挛缩膝关节同时具有限制伸膝的作用。再比如腘肌腱,起止点虽然在关节附近,但因其角度及走行方向,在屈曲 60°~90°时起到外侧间隙的稳定作用,在伸膝时兼具后方稳定作用。

一、膝关节内侧

　　内侧副韧带(浅层和深层)附于内上髁,在膝关节整个屈曲过程中均发挥稳定作用。其内上髁止点较宽泛,从而使内侧副韧带的前后不同部分在不同屈膝角度下发挥不同的作用,以适应膝关节屈伸过程中股骨关节面的多半径变化及旋转。后内侧关节囊止点距通髁线较远,仅在伸直时发生紧张。后交叉韧带止点稍偏于通髁线的远端及后方,因此在伸膝时松弛而在屈膝时紧张(图 1.2.1 至图 1.2.3)。

　　由于膝关节力线通过内侧,而内侧其他辅助结构少(PS 假体置换 PCL 也被切除),以止点宽泛(扇形结构)、结构复杂(浅深两层)、功能全面(屈伸均管)为特征的 MCL 成为整个膝关节无可争议的静态稳定核心,膝关节屈曲时以内侧为轴发生后滚及旋转。

二、膝关节外侧

　　相比于内侧副韧带,外侧副韧带仅为一细小的束带,且远端止点位于腓骨头而非胫骨上。近端止点与腘肌腱组成复合体附着于股骨外上髁附近,附着点局限。向后为腓肠肌外侧头和关节囊后外侧角。此为膝关节屈曲运动时外侧的稳定结构。因此单凭外侧副韧带是不足以维持外侧稳定性的。因此,外侧分别在伸直和屈曲时有一个附加的稳定结构——髂胫束和腘肌腱。膝关节屈曲时外侧后滚幅度大于内侧。关于外侧结构的功能,在后面的"膝外翻"章节(第 3 章第二节)会有详细描述。(见图 1.2.4 至图 1.2.6)。

　　由于屈伸位置下维持关节稳定性的韧带不同,在按照膝关节各轴线截骨并安装假体之后,术者可分别在膝关节屈曲位和伸直位评估其稳定性,并可通过松解上述结构中的挛缩部分,以及通过改变股骨假体位置和型号,改变胫骨旋转位置和后倾角、调整聚乙烯平台垫的厚度等方法来调整韧带的紧张度。前后稳定性可通过使用不同结构的假体或聚乙烯衬垫来改变。

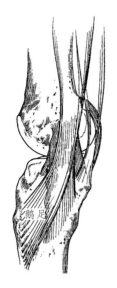

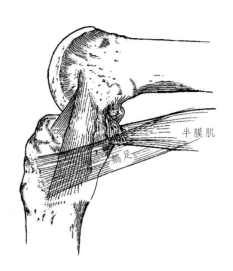

图 1.2.1　膝关节伸直位内侧观。内侧副韧带(深层和浅层)为关节内侧原始的稳定结构,伸膝时紧张。完全伸直时内侧副韧带前部纤维松弛,后部纤维(后内侧斜韧带,位于内侧股骨髁部而使其伸膝)紧张,此时后外侧关节囊也发生紧张。运动时的内侧稳定性被内侧腘绳肌群通过鹅足和半膜肌而发挥稳定作用。

图 1.2.2　膝关节屈曲位内侧观。内侧稳定结构为内侧副韧带的深层和浅层。由于屈膝时股骨后滚(roll back),其前方纤维拉紧,后方纤维由于其止点靠近股骨后方而相对松弛。此时后关节囊松弛而不发生作用。半膜肌和鹅足平行于关节线,不提供屈膝位的动态稳定性,但挛缩时有导致胫骨内旋的趋势。

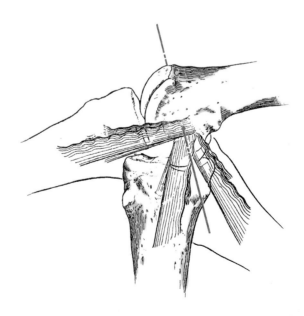

图 1.2.3　膝关节屈伸内侧观。附于股骨内髁附近的韧带可在膝关节屈曲时引导胫骨的运动并在整个膝关节屈伸范围内维持其稳定性。由于韧带附着点在内髁部位的差异,前方和后方的结构在屈曲位和伸直位发挥的作用各异。图中内侧副韧带前部在屈曲位时紧张,后部在伸直位时紧张。

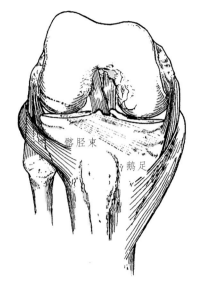

髂胫束

鹅足

图 1.2.4　膝关节屈曲下,内侧副韧带的深层及浅层纤维为膝关节内侧的稳定结构,外侧副韧带和腘肌腱为膝关节外侧的稳定结构,交叉韧带为膝关节内外翻时的稳定结构。此时鹅足和髂胫束平行于关节面,在屈曲位时不提供内外翻稳定功能,而是维持胫骨旋转稳定性。

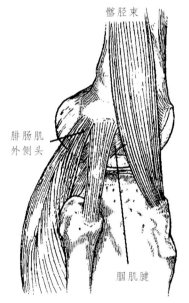

髂胫束

腓肠肌
外侧头

腘肌腱

图 1.2.5　膝关节伸直位外侧观,显示伸直位外侧主要的稳定结构。腓肠肌外侧头(和关节囊后外侧角)、外侧副韧带、后外侧关节囊、腘肌腱和髂胫束均以垂直或近似垂直方向通过膝关节线,为膝关节伸直位的稳定结构。

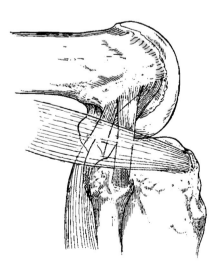

图 1.2.6　膝关节屈曲 90°位外侧观,显示屈曲位外侧主要的稳定结构。腓肠肌外侧头、关节囊后外侧角、外侧副韧带和腘肌腱只在膝关节屈曲到此角度时发挥稳定作用。此时后外侧关节囊松弛,髂胫束走行平行于关节线,屈曲位时有外旋胫骨的作用。

三、膝关节后方

膝关节后面观,其主要肌肉组成腘绳肌群(hamstring tendon),包括腘肌、半腱肌、半膜肌、股二头肌长头。股二头肌长头和短头分别止于胫骨外面与腓骨,半腱肌、半膜肌止于胫骨内侧髁。腘肌远端起于胫骨后方上端内侧面的 2/3 处,其长肌腱被弓状韧带和腓侧副韧带所包绕,止于股骨外侧髁的正中下方,外侧副韧带股骨侧止点远端。腘绳肌群与强有力的股四头肌相对应,伸膝时与后关节囊一起有限制过伸的作用。

腘肌腱是屈膝位外侧重要的稳定结构,与后交叉韧带一起,维持屈膝间隙的稳定性。腘肌腱与外侧的髂胫束和内侧的鹅足一起,还有维持旋转稳定的作用(图 1.2.7)。腘肌腱通过腘腓韧带与腓骨小头后方相连接,共同组成腘肌腱复合体。二者协同作用防止胫骨外旋,在对抗胫骨后移、内翻上也有辅助作用。

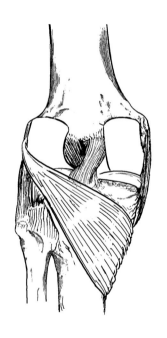

图 1.2.7　膝关节后面观,可以看到两个重要的稳定结构:腘肌腱和后交叉韧带。腘肌腱维持外侧屈膝间隙的紧张度,后交叉韧带则偏内侧,为内侧副韧带的次级稳定结构。

如果以内外侧划分,可以将膝关节稳定结构分为内外两部分。内侧为主导地位,以内侧副韧带(MCL)为主,包括后交叉韧带(PCL)、后内侧关节囊、半膜肌腱等。外侧为从属地位,以侧副韧带(LCL)、髂胫束(IT-Band)、腘肌腱、后外侧关节囊复合结构为主。从运动学上理解,膝关节运动是以屈伸活动为主,辅以旋转活动的复合运动。关节纵轴静力线通过胫骨平台内侧,内侧以"静"、以"旋转"为主;外侧以"滚动"为主。膝关节的运动除了以内外上髁为轴线的屈伸运动的同时,还包括以内侧平台为纵向轴线的旋转运动。内侧韧带以浅层和深层以及前后部的内侧副韧带为主,而外侧的韧带数量及结构较内侧复杂,其韧带按起止点位置不同,单独维持膝关节屈伸某一范围内的稳定性,其主要功能是满足外侧"后滚"的目的。在形合度较高的内侧髁会发生 5mm 的后滚,在形合度较低的外侧髁上会发生 15mm 的后滚。这也是后面章节涉及的膝外翻平衡的复杂性因素之一。

第三节　动静失衡:膝关节畸形导致的韧带病理及生物力学异常

　　所有关节疾病及炎症最终的病理过程均累及关节面和韧带引起关节畸形,导致股骨和胫骨力线位于功能平面之外,由此造成力线的偏移和关节面磨损,形成一个恶性循环的病理过程。为使膝关节置换后获得正常的力线、稳定性及屈伸功能,必须在膝关节整个活动范围内将下肢力线恢复到功能平面之内。这需要两个步骤,其一是通过截骨恢复关节平面的正确对位;其二是松解挛缩的结构将韧带调整至合适、对称的紧张度,即为韧带平衡。

　　关节病变后影响韧带平衡的因素较多。炎症和活动下降会造成韧带的粘连及挛缩,异常应力和磨损可导致关节面塌陷、骨赘的形成,后者加重挛缩韧带的过度紧张及滑动性受限,从而导致屈曲挛缩和活动度受限。同时当关节面和韧带在凹侧发生磨损和挛缩时,凸侧韧带会被拉长。

　　因此,韧带平衡的原理可用下列原理来解释。

　　● 松解挛缩和粘连的韧带,对称性恢复关节内外侧的静态长度及稳定性。

　　● 恢复关节屈伸活动时不同角度下韧带的不同层次或不同韧带束的滑动性及张力。如内侧副韧带浅层、深层以及前束、后束等,使韧带通过滑动以适应不同角度下关节的稳定性。

　　所有上述病变在行膝关节置换手术时均可经过清理关节周围骨赘、松解挛缩的韧带(少数情况下紧缩拉长的韧带),结合合适的假体型号选择及截骨位置等方法进行矫正(图 1.3.1 至图 1.3.4)。

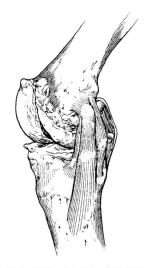

图 1.3.1　骨赘限制内侧副韧带的深层和浅层以及后内侧关节囊的功能发挥。同时韧带在关节周围形成粘连,限制了膝关节屈伸过程中的胫骨旋转。注意,松解顺序很重要,在初步松解后,应首先去骨赘,测试平衡及稳定性后再决定是否进行延伸松解。

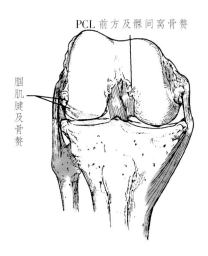

图 1.3.2　骨赘围绕于后交叉韧带周围并影响关节的屈伸,同时也侵及腘肌腱,降低关节外侧的顺应性。

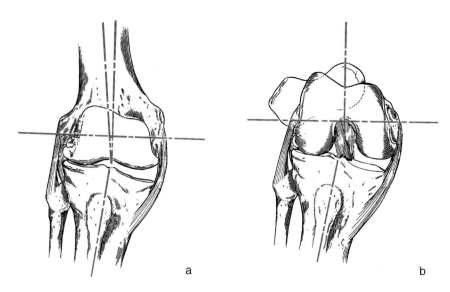

图 1.3.3   当所有附于股骨上髁部位的内外侧稳定结构发生病变时(无论拉伸还是挛缩),膝关节的屈伸均会因此而受到影响。图中显示膝外翻时,外侧副韧带和腘肌腱挛缩引起伸直位的外侧紧张,同时,内侧结构随着外翻角度的增加而出现拉伸及松弛(a)。 由于拉伸同时出现在内侧副韧带前部和后部,所以在屈曲位,外侧间隙紧张的同时,内侧松弛依然会出现,由于有 PCL 等结构的限制,其程度可能稍轻(b)。

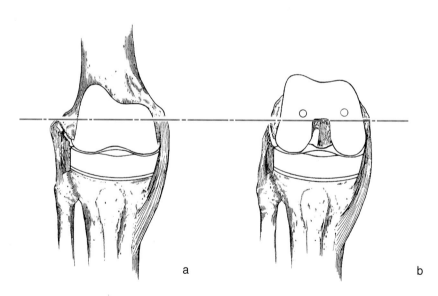

图 1.3.4   同理,当对附于股骨上髁部位的结构进行松解时,会同时改善屈伸间隙的紧张度。图中的膝外翻进行外侧副韧带和腘肌腱松解后,伸膝间隙得到改善(a)。腘肌腱对屈膝的影响更明显,松解后,屈膝间隙也得到改善(b)。内外侧间隙平衡后,根据内侧结构的松弛度及 PCL 保留与否,得到平衡的间隙可能大于生理,通过调整垫片的厚度即可恢复关节稳定性。

　　韧带松解畸形矫正后,其他无明显挛缩的韧带方能发挥稳定作用。侧副韧带对关节的稳定及平衡具有重要的作用,而后交叉韧带和后关节囊则作为膝关节内侧最重要的静态二级稳定结构。如膝内翻,当畸形存在而必须通过松解侧副韧带使其发挥正常功能后,二级稳定结构才发挥作用。或者在侧副韧带功能不全时,二级稳定结构可以作为弥补。因此,关节置换软组织平衡中韧带的松解顺序至关重要,甚至关乎假体种类及限制程度的选择(图 1.3.5 和图 1.3.6)。

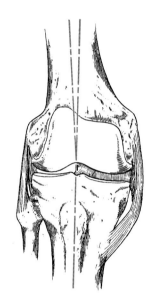
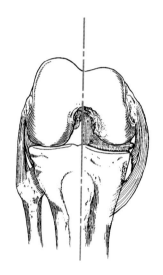

图 1.3.5　膝内翻松解内侧副韧带前方和后方止点后,膝关节得以在伸直位时依赖后内侧关节囊提供内侧二级稳定性。

图 1.3.6　屈膝时后内侧关节囊松弛,在内侧副韧带松解后,膝关节特别需要后交叉韧带维持屈膝位内侧二级稳定性(ACL 已切除)。

　　这些次级稳定结构发生挛缩或拉长后也可影响韧带的平衡,TKA 手术时这些结构也需要进行调整。由于 PCL 位于膝关节屈伸平面(Whiteside 线)的内侧,从力学上属于膝关节内侧稳定结构,常常在膝内翻时发生挛缩失效。而在膝外翻时,由于 MCL 首先被拉伸,PCL 则作为二级稳定结构发挥作用。这在膝外翻关节置换假体的选择及软组织平衡中有重要的临床意义(见第 3 章第二节)(图 1.3.7 和图 1.3.8)。

　　对于膝关节无明显畸形或畸形较轻的病例,关节韧带挛缩或拉伸程度较轻,关节置换时采用测量截骨法即可重新恢复关节屈伸范围内韧带的平衡。这种情况更适于使用保留 PCL 的 CR 假体。当无畸形存在时,关节面可通过标准的参考定位标志截骨而置换假体后恢复正常的韧带紧张度。而当膝关节存在显著畸形时,解剖标志及参考轴线或因关节病变而发生改变,截骨必须在屈伸位韧带平衡恢复后再进行。这就是屈伸间隙法的起源。采用胫骨优先截骨的方法,平台截骨完成后,去除平台骨赘,进行充分的韧带平衡,然后根据间隙平衡方法完成股骨远端及后髁的截骨(图 1.3.9 至图 1.3.11)。

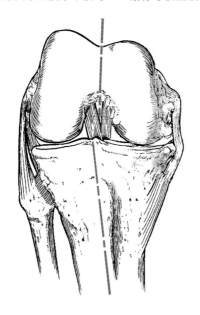

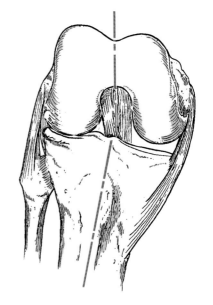

图 1.3.7　后交叉韧带为内侧稳定结构,膝内翻时常常发生挛缩,因此在膝内翻关节置换时, 如果采用 CR 假体,需要进行松解,如果采用 PS 假体,则予以切除。

图 1.3.8　后交叉韧带的内侧部在膝外翻时易被拉伸,由于其为次级稳定结构,对因外翻而拉伸的内侧副韧带导致的内侧稳定性受损可起到一种代偿作用,切除后内侧不稳定会加重。故应根据内侧副韧带受损程度及假体限制程度的选择情况进行 PCL 的保留或切除处理。

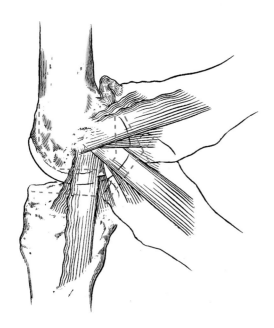

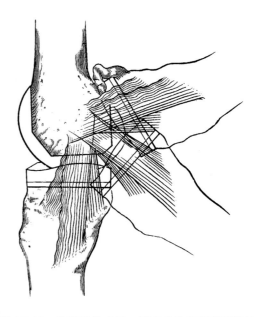

图 1.3.9　无明显畸形的膝关节股骨关节面在胫骨关节面上滑动时,附于内外上髁部位的韧带因股骨髁和胫骨关节面的形状变化而在屈曲时维持相对正常的紧张度。关节置换时通过测量截骨法使股骨和胫骨截骨的厚度与假体的厚度相等。

图 1.3.10　关节置换术后,原来的关节面高度通过假体的置换而恢复,周围的韧带即可在整个屈伸范围内发挥同样正常的稳定功能。

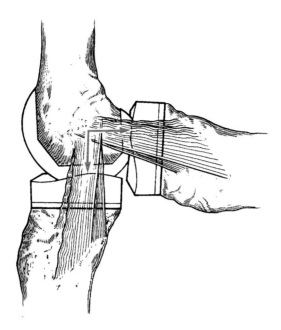

图 1.3.11　大多数病例中,关节面正常部分(凸侧或未磨损侧)可以作为股骨远端和后髁截骨的解剖定位标志。即使侧副韧带被拉伸后,凸侧股骨远端和后髁仍能保有相对正常的关节面,并通过加厚的平台垫片获得伸屈膝的稳定性,同时挛缩的韧带(凹侧或磨损侧)通过松解获得平衡以适应假体的位置。

　　实际情况下,即使关节无明显内外翻畸形,大部分患者也存在不同程度的关节面磨损及关节活动度减小等病理变化,因此仍存在轻度的韧带粘连、滑动性减小等改变,仍需要进行局部、小范围的松解,以使术后获得最佳的关节稳定性及活动度。对于已发生畸形的膝关节,则通过相对正常侧的关节面作为参考定位标志进行截骨,通过松解磨损侧挛缩的韧带来恢复韧带的平衡。如果膝关节畸形明显,截骨参考定位标志的选择则变得较为复杂,同时对韧带平衡技术的要求也相应提高。但无论畸形程度如何,选择相对正常部位的骨性结构作为截骨的参考定位标志这一原则是不变的。

第四节　在哪里画线:参考定位轴线及截骨定位标志的选择

全膝关节置换术中,重建正常关节面及获得正确的下肢力线是恢复膝关节韧带平衡及关节稳定性乃至关节正常运动学的前提。此步骤是利用与关节假体配套的截骨定位器械通过垂直于膝关节前后平面进行关节截骨来完成的,建立膝关节前后平面最简单的方法是利用股骨和胫骨上的解剖标志重建屈膝位和伸直位下肢力学轴线。

一、股骨髁远端截骨

伸膝位股骨远端的力学轴线通过股骨髓腔插入力线杆来确定。插入力线杆后调整截骨面相对于力线杆为5°~7°外翻后就得到正确的股骨远端截骨平面(参见图1.1.1)。个体的外翻截骨力线需要结合关节畸形(内翻或外翻)程度、韧带松弛程度、下肢力线测量值等做出综合评估后确定最佳。此平面垂直于膝关节前后轴所在的平面。

关于外翻角度的选择,每位术者有各自的经验。以标准下肢力线为基准,根据膝关节畸形状态及程度进行适当调整。外翻角度的大小如果在正常生理范围内,其大小并不影响下肢骨性力线的获得。但角度的大小会直接影响股骨远端内外侧间室的截骨量,进而影响内外侧间隙的大小。因此,外翻角的选择对膝关节力线及稳定性的影响并不是孤立的,需要和韧带松解相结合,以获得一个平衡的内外侧间隙为原则。因此,内外翻角度与生理角度是否相同并不重要,稳定才更重要。片面根据术前测量角度进行股骨远端的截骨未免太过机械。首先,由于摄片的角度、曝光次数、放大率及影像处理的因素,我们得到的下肢力线并不一定十分准确。其次,畸形的膝关节多伴有下肢不同程度的旋转,畸形越严重,旋转角度越明显(参见第3章)。同样会影响外翻角度测量的准确性。因此,笔者认为根据畸形状态不同,适当调整有别于生理外翻角的截骨角度并不违反原则,相反可以减轻韧带松解及平衡的压力,有助于矫正畸形,获得一个力线正常、稳定的膝关节。

二、股骨髁前后截骨

目前的手术器械已将前后截骨和前后斜面截骨统一设计为四合一截骨模块一次完成。因此屈曲位股骨前后截骨包含三个要素:即假体型号大小、前后位置及旋转角度。股骨假体的大小、同一型号假体的前后位置不同均可对屈膝间隙大小和滑车造成影响。假体的旋转对位有三个轴线可供参考:

(1)内外后髁线。为最常用的旋转定位参考轴线,以此轴线外旋3°~5°截骨即可得到正确的前后截骨平面。

(2)通髁线。即股骨内外侧副韧带的附着点,临床上通髁线的连线常常以外上髁尖到内上髁沟(bull eye)为通髁线,平行于此轴线截骨即可得到正确的前后位截骨平面。此轴与内外后髁线有 3°的外旋夹角(作者曾统计我国相关人群解剖学数据,发现后髁线与通髁线的外旋夹角以 4°为最佳)。因个体解剖的差异,内外上髁特别是内上髁部位的解剖标志常常不明显。

(3)前后轴线(AP 线)。此轴线与通髁线近似垂直,为股骨滑车沟最低点到股骨髁间窝中点(PCL 外侧边缘)的连线,此线由 Whiteside 首先提出,因此也被称为 Whiteside 线。垂直于此平面进行截骨也可以得到正确的前后截骨平面。(图 1.4.1 和图 1.4.2)。

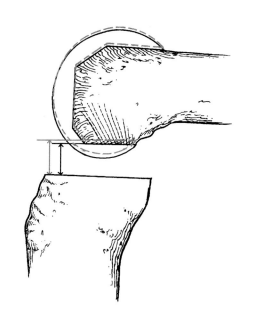

图 1.4.1　股骨假体型号及位置对屈膝间隙及滑车的影响:在前髁截骨面确定后,股骨假体型号大小会相应改变屈膝间隙大小;股骨型号确定后,假体前后位置不同,不但影响屈膝间隙大小,同时还影响滑车的位置。

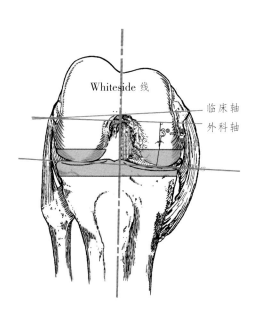

图 1.4.2　股骨前后髁截骨方法示意图。以后髁线为基准外旋 4°与通髁线(即临床轴或外科轴)吻合。图中外科轴为内侧副韧带深层止点,临床轴为浅层止点。外科轴更接近膝关节旋转轴心,但实际操作中临床轴较容易找到,二者相差 1°~2°。临床上对于定位不确定的病例如外翻膝,可采用三条轴线相互验证的方法获得正确的旋转定位。

三、胫骨平台截骨

　　胫骨干无论在屈膝还是伸膝时均处于下肢前后平面上，即胫骨解剖轴与胫骨力线是重合的。冠状面上，垂直于胫骨干长轴截骨即可得到正确的胫骨平台截骨面；矢状面上，垂直于胫骨干长轴有 3°~7° 的后倾即可得到正确的平台后倾角，注意胫骨截骨时假体安装的旋转角度。胫骨近端截骨既可采用髓内定位，也可采用髓外定位，两种定位方法之间的精确度无显著差别。

　　生理状态下，冠状面胫骨平台关节面有大于 3° 左右的内倾。此 3° 内倾是否保留尚有争论。PS 假体的截骨多采用中立 0° 位，消除内倾；CR 假体的截骨可保留 3° 内倾，由于 3° 内倾不好把握，最好使用导航操作来控制。无论争论如何，考虑到假体-骨关节面的受力，0° 截骨应该是最佳的，由此引起的间隙不平衡可通过韧带松解矫正。（图 1.4.3）。

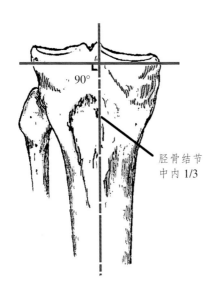

图 1.4.3　胫骨定位截骨正位，截骨线垂直于胫骨解剖轴线，假体旋转中心对准胫骨结节内侧边缘。

四、胫骨平台后倾角的获得

　　纵观整个膝关节的截骨步骤，胫骨后倾角的获得可能是术中操作最主观、最不准确、最难量化的一步，相信每位医生都有自己的定位技巧。由于胫骨近端发育的个体差异，其后倾角的变异范围也较大。常规方法是通过后拉胫骨定位杆底部获得的后倾(不同品牌的假体胫骨截骨模块设计有 0°、3°、5°、或 7° 后倾)。一般情况下，TKA 手术中胫骨平台的后倾角度应保持在 3°~5°。某些假体设计及手术有特殊要求除外。临床上，术者多凭借胫骨近端及远端相差一横指的方法获得后倾，但基于不同患者胫骨长度的差异，定位杆底部前拉同样距离所获得的后倾角度是不同的。正常人一横指的距离大约为 1.5cm。表 1.1 列出了长度为 30~40cm 的胫骨其定位杆底部前拉距离与获得的后倾角的度数，供临床应用参考。（图 1.4.4 和图 1.4.5）。

　　由表 1.1 可以看出,对于不同胫骨长度,定位杆底部前拉相同的宽度所获得的后倾角度是有差异的,胫骨越长,后倾角度越小,反之越大。术者可预估胫骨长度后再行后倾角度的调整。调整后用测量板验证后倾是否合适,方可进行胫骨截骨。

表 1.1　胫骨定位器不同程度的前拉距离与胫骨长度及后倾角的关系

前拉距离	胫骨长度(cm)			后倾角度(°)		
1cm	30	35	40	2	2	2
2cm	30	35	40	4	3	3
3cm	30	35	40	6	5	4
4cm	30	35	40	8	6.5	6

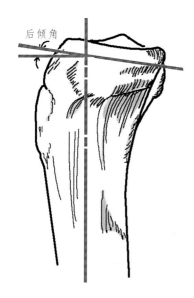

图 1.4.4　胫骨定位截骨侧位,与胫骨干纵轴线呈 3°~7°的后倾。

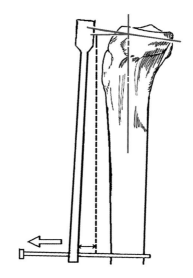

图 1.4.5　后倾角的获得,由向前拉力线杆底部获得后倾角。

第 **2** 章

韧带平衡的生物力学原理及假体选择

第一节　削足适履与量体裁衣：从后交叉韧带的去留看假体设计的发展

一、围绕后交叉韧带保留与否的设计争论

改变还是顺应，这是全膝关节置换假体设计和手术永恒的话题。如本书第 1 章开篇所述，膝关节稳定性分两类，即由关节表面形状提供的内在稳定性和由软组织提供的外在稳定性。而除侧方稳定性之外，基本所有的稳定性都是外在稳定性。根据这种生理特点，设计的关节必须具备两个特点：其一，必须具有内在稳定性；其二，必须依赖韧带结构的外在稳定性。其焦点在于，假体的内在稳定性和外在稳定结构不能发生冲突。

基于上述思想，现代髁式膝关节假体的设计主要依据两种截然不同的设计思路：功能型设计思路和解剖型设计思路。最初，这两种方法导致了非常不同的设计结果。但膝关节置换的共同目标最终导致两种设计更多的相似性而非差异。

解剖学思路设计理念的代表人物为 Charles Townley，他于 1948 年就提倡假体设计应保留生理膝关节的大部分或全部软组织的限制性，并设计了避免与这些限制发生冲突的固定承重型关节面，描述了膝关节置换手术设计的 8 条标准。其解剖型全膝关节假体于 1972 年在密歇根州休伦港医院植入（Anatomical，Depuy）。设计模式为保留前后交叉韧带的髁式金属股骨假体和高密度全聚乙烯胫骨平台组合。这是第一个广泛成功的骨水泥解剖型全髁膝关节，对近 30 多年的膝关节设计发展影响很大。Townley 在解剖学设计原则方面的成功催生了大量其他解剖型髁式全膝关节的出现，如 Synatomic 和 AMK 膝关节（Depuy，J&J），Cloutier 膝关节（Zimmer），AGC 和 Maxim 膝关节（Biomet），Orthomet 膝关节和 Orthomet-plus（Orthomet），Axiom 膝关节（Wright Medical），Natural Ⅰ 和 Natural Ⅱ 膝关节（Centerpulse，Austin，Tex），以及 PCA 和 Duracon 膝关节（Howmedica Osteonics，Rutherford，NJ 和 Alledale，NJ）。

使用功能型思路的设计者寻求工程学解决方案，尝试通过切除交叉韧带来简化膝关节力学状态或采用活动承重的关节表面以避免与软组织的限制性发生运动学冲突等方法获得

膝关节功能。这种思路使用非解剖的、几何形关节表面形状,旨在将表面积最大化并减少聚乙烯垫片的应力。其代表先驱为 Freeman,Swanson 和 Insall。第一个现代的膝关节后交叉韧带切除型假体就是 Freeman-Swanson 膝关节假体,于 1970 年 3 月完成第一例手术,这个关节被描述为"槽内的滚轴"(roller in a trough)。其设计标准之一就是不依靠完整的交叉韧带来维持膝关节的稳定性。这种设计由于磨损过大,平台失败率高,临床上并不成功。但 Freeman 和 Swanson 确立了当时功能性关节设计的三大要素,即切除前后交叉韧带、高形合度的几何形关节面设计以及良好的松质骨骨床有利于植入假体(1973)。

来自纽约特种外科医院(HSS)的 Insall 教授和 Freeman 有着同学背景和密切的私人关系,二人的交流及合作对关节的设计及发展起到了重要作用。1970 年 12 月,HSS 的生物力学系主任 Peter Walker 和 John Insall、Chitranjan Ranawat 以及 Alan Inglis 等将他们各自的设计和手术经验结合起来, 开发出第一个叫作 Duocondylar 的髁式膝关节假体(Cintman,Braintree,Cintor,Mass,and Howmedica,Rutherford,NJ)。虽然这不是真正的髁式膝关节设计,但这种不同专业组合的团队后来被证明是在功能和解剖学两种设计理念中最具影响的力量之一。1973 年,在纽约特种外科医院,Ranawat 和 Shine 植入了这种只保留 PCL 的双髁式假体(Duocondylar)。该假体植入后,得到了以下临床经验:①髌股关节的成形应考虑在内;②股骨曲率半径应为多半径设计;③髁间隆起和交叉韧带干扰畸形的矫正;④一体式胫骨平台更稳定。

上述结论推动了第二代 HSS 膝关节的出现。一个是解剖学理念设计的成果,即包括髌股关节置换的 Duopatella 假体,是一种限制性最小、也是第一个仅选择性地保留后交叉韧带的假体;另一个是以功能理念设计的全髁(Total Condylar,TC)式假体,是第一个真正成功且广泛使用的功能型交叉韧带替代型假体。Phil Wilson,Jr 当时的 HSS 主任,考虑到功能性理念和解剖学理念的差别,指示 Ranawat 和 Insall 采用不同的设计理念进行设计。Ranawat 更多地集中在解剖型保留交叉韧带的 Duopatella 设计上, 而 Insall 则致力于切除交叉韧带的 TC 设计方法。

因此,从 1970 年开始,髁式全膝关节设计的解剖和功能理念都在各自独立发展。解剖学派认为,重建自然解剖学,包括保留两个或至少一个交叉韧带是至关重要的。另一方面,更关心畸形矫正和聚乙烯磨损的功能学派认为,交叉韧带更应该切除以简化手术,使假体关节接触面积最大化。在 HSS,两种理念首次进行了面对面测试。虽然 Duopatella 的结果非常好,然而 Ranawat 和 Inglis 认为其结果并不优于 TC 膝关节,他们还认为 PCL 的保留导致手术操作困难和更高的翻修率。因此,Duopatella 假体和保留后交叉韧带的技术在 HSS 基本上停止了使用,Ranawat 转而加入 Insall 团队进行 PCL 替代型假体的设计。

然而,PCL 保留型假体在其他地方茁壮成长起来。1974 年,Peter Walker 和 Ranawat 访问了波士顿并介绍了 Duopatella 和 TC 假体。Duopatella 形合度相对较低的设计,保留后交叉韧带,允许更多的后滚和活动度,对于上肢功能不良的类风湿患者很有吸引力。在波士顿,类风湿患者的护理严重影响了植入物的选择。波士顿采用保留交叉韧带技术主要是因为类风湿患者的需要。当时 PCL 替代型假体的屈曲度只有 90°,而 PCL 保留型假体的活动度则高得多(R Scott)。类风湿患者由于上肢功能障碍无法使用拐杖,从而需要更大的屈膝角度。由此,Duopatella 假体在波士顿发扬光大,演变为 Robert Brigham knee 膝关节的 PCL 保留版本,再后来是 PFC 组合式膝关节 PCL 保留型(Depuy,J&J),并最终成为 PFC Sigma 膝关节系列的 PCL 版。

以 TC 为代表的 PCL 替代型假体则在 HSS 继续完善。最终,功能性思路结出了丰硕的成果。TC Ⅱ型、IB-Ⅰ型,直到大获成功的 IB-Ⅱ后稳定型(posterior stabilizing,PS,Zimmer)假体,一度成为现代髁式假体置换的"金标准"。Insall 则成为交叉韧带切除型假体的坚定拥护者及领导者。基于功能型假体的需求,Insall 同时为软组织松解和韧带平衡技术做出了巨大贡献。

以 Boston 为代表的解剖学派认为,CR(cruciate retaining)类型的假体截骨量少,可提高胫骨平台后方的稳定性,潜在地减少关节面上的应力向假体-骨界面间的传导,能最大限度保留膝关节本体感觉,获得更大的活动范围,步态更正常。HSS 代表的功能学派则强调,关节后方的凸轮-立柱结构(cam-spine),在屈曲 60°左右开始接触,强制股骨后滚,用于替代 PCL 的功能。同时,切除 PCL 后能更好地矫正畸形、获得软组织平衡。

总之,上述两个学派各自均发展出了卓有成效的膝关节假体并积累了大量成功的临床病例。现代膝关节设计中,两个学派均部分接受了对方的一些研究成果并互有融合。比如,后稳定型假体中的股骨或胫骨分左右设计就是解剖学理念的特点,CR 假体中的股骨假体对称轨道设计就是功能型设计理念的特点等。在 CR 和 PS 假体的设计上,同一厂家的设计区别不大。实际上,从两种假体截骨理念不同、保留韧带的差别以及软组织平衡方法来看,其设计细节是应该有差别的,但这些差别在目前的多数膝关节设计中反而很少体现出来,这也是目前假体设计的问题所在。

二、后交叉韧带替代型(或后稳定型)(PCL substitute,PS)假体的兴起

交叉韧带的去除就是为了减少膝关节韧带对假体的限制。早期的关节要保留前后双交叉韧带,被认为在体内与假体有动力学冲突,即几何学特征的膝关节使股骨髁在胫骨平台上的运动与交叉韧带所要求的运动不一致。这一概念的提出致使交叉韧带替代型假体出现。当时使用的高形合度垫片,在膝关节置换中,如果 PCL 使股骨髁后滚,而此时中凹型的胫骨平台限制了股骨髁在其上的后滚运动(roll back),此时就会发生后关节面的撞击现象并造成屈膝困难。

最成功的全髁式假体(源于 Duocondylar 假体)1973 年在纽约特种外科医院(HSS)首次使用。尽管绝大多数接受这种假体置换的病例术后关节功能良好,但其中一小部分假体出现了关节屈曲时后脱位,尤其在那些曾行髌骨切除术的患者。这款膝关节由于消除了股骨的后滚,关节平均屈曲到 90°时便发生脱位,该假体后来逐渐演化为后稳定型假体。后稳定型假体目前为 PCL 替代型假体中最流行的设计,其胫骨平台垫中间附有的立柱和股骨髁间横梁构成的凸轮-立柱(cam-spine)装置目的是防止脱位,同时模仿股骨后滚,从而增加了关节屈曲度(图 2.1.1)。据报道,PS 假体的后滚距离为 7.7mm 左右(生理 14.2mm)。有效的后滚允许胫骨平台垫的弧度加大,改善了膝关节的形合度和稳定性并减小了聚乙烯磨损。这种设计理念成为现代后交叉韧带替代型假体的设计基础。在 Insall 等的天才设计下,以 IB-Ⅱ为代表的后稳定型假体以其良好的临床效果及远期随访结果得到了广泛的应用。同时,Insall 还发展

了定位截骨器械,使其更精准、更便捷,并发展出一整套截骨和韧带平衡方法。推崇后交叉韧带切除的学者认为,该类型的假体设计及置换理念在技术上容易掌握,并可矫正较严重的膝关节畸形。这也符合国内当时患者的发病状况。切除 PCL 便于有效清理后关节囊,胫骨截骨也不必考虑保护 PCL 止点,只得到相等的屈伸间隙即可。胫骨平台切除的骨质厚度可通过选择不同厚度的聚乙烯垫片很容易解决。一旦所有的截骨和侧副韧带平衡完成之后,应将关节间隙垫插入膝关节内,检查膝关节是否能完全伸直以及伸直位膝关节的间隙对线、内外翻稳定性等。同样方法可检查屈曲位的关节稳定性。另外,由于关节面整体上的形合度较高,垫片的磨损较 PCL 保留型假体要小, 但额外增加了立柱的磨损。早期的 PS 假体屈曲度只有93°(Richard Scott),随着设计的改进,屈曲逐渐增加。后来又设计了 PS 假体的活动承重型和缩小后髁曲率半径的高屈曲型假体。我们目前使用的 PS 假体,理论上的活动度最大可以达到135°(图 2.1.1)。

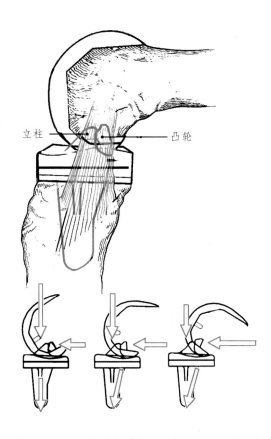

图 2.1.1 后稳定型假体的设计原理:胫骨平台中间附有的立柱和股骨髁间凸轮装置,在屈膝 60°~70° 左右时横梁和立柱开始接触,引导股骨髁发生后滚,从而增加了关节屈曲度,这种设计有助于 PCL 切除后关节稳定性的保持。同时,平台垫弧度及股胫关节形合度增加也减小了聚乙烯垫的磨损。

第二节　等量与等距:截骨方法的演进及其与韧带平衡的关系

一、早期截骨方法及平衡概念的创立

膝关节设计之初,并无软组织平衡的概念提出。主要以截骨和如何方便地安装假体为主要目标。实际上,截骨和软组织平衡方法与假体设计的发展相同,都是伴随着功能学派和解剖学派的膝关节设计而诞生的。

功能学派,早期代表人物 Freeman 很早就认识到,手术器械对于正确植入很重要,最早提出了生物对线和垂直截骨的理念。1970 年 3 月,当 Freeman 首次在伦敦医院植入膝关节时,没有公认的手术技术来植入假体,更没有配套的工具。尽管如此,一些植入概念已经存在。MacIntosh 介绍了用间隙垫撑开关节间隙的方法来纠正角度及畸形并重建韧带张力。Freeman 业已了解这一相似的原则,早期在麻省总医院(MGH)时,他使用与 MacIntosh 假体类似的关节(股骨和聚乙烯胫骨垫分开)手术经验中获得的。他引入了间隙垫检查截骨后关节间隙。在交叉韧带切除式全膝关节置换术中引入了水平直角截骨的概念。这与 MacIntosh 间隙撑开的概念一起,大大简化了手术操作。Freeman 还设计了髓内导向杆以便于进行股骨和胫骨截骨。他介绍了平行且相等的屈伸间隙概念。术语"屈曲间隙"和"伸直间隙"后来由 Insall 创造并沿用至今。

Freeman 的想法是,在截骨完成、假体安装后,伸直间隙侧副韧带会拉紧。而屈曲间隙与伸直间隙相似但略松弛,以便于假体的植入并允许屈曲位的旋转。首先放置股骨。然后,膝关节屈曲时,像拉抽屉一样拉出股骨将胫骨组件和骨水泥植入平台。放置两枚钉以稳定假体,待水泥硬化。之后,Insall 建议他采用另一种方法:先行胫骨前抽屉位植入胫骨,然后再植入股骨。通过在股骨前面显露未截骨的胫骨来暴露髁式全膝, 这种方法由波士顿的 Richard Scott 发明,成为"Ransall 手术",也源于 Chitranjan Ranawat 和 Insall 的技术概念。用于植入铰链假体的技术经常行胫骨前脱位显露, 后来更新的认识也认为胫骨前脱位于股骨正前方仍能保证软组织结构完整。

HSS 的 Insall 和 Ranawat 都自己开发了帮助准确植入假体的手术器械。两人都遵循当初 Freeman 的理念,通过垂直截骨,创建相等的屈伸间隙并设计了间隙垫块来测试屈伸间隙。这是典型的功能学派的植入理念,后来发展为屈伸间隙技术。

Insall 还强调了正确撑开软组织和仔细松解韧带的重要性。Insall 描述了他经典的膝关节内侧松解技术并继续改进更具挑战性的外侧松解技术。Insall 后来总结道:膝关节临床效果的提高,不单纯依赖于假体设计,还包括后来的手术器械设计的发展及软组织平衡技术。

Ranawat 根据手外科中掌指关节成形术的经验,采用软组织松解技术并开发了髓内导杆来进行胫骨和股骨的定位截骨。他采用对线(alignment)和畸形矫正方法,从类风湿患者的

MacIntosh 半髋关节置换术中学到了这些方法。当时 Ranawat 临床上面临着大量类风湿患者，很多膝关节固定外翻畸形。他开发了自己的外侧松解技术来平衡膝关节软组织。

解剖学派的代表人物 Townley，则始终致力于重建自然解剖学。与 Freeman 和 Waugh 一样，喜欢水平几何形截骨方法。为了实现精确的植入和假体对线，他制作了自己的手术器械。其中一个是 3 或 4 英寸（1 英寸 ≈ 2.54cm）宽的凿子，用于精确去除股骨髁的骨质以建立正确的股骨假体旋转对线。他强调需要重建下肢机械轴并坚决避免髓内定位方法，这对于普通医生来说并不容易达到，他采用的是关节的一些解剖标志来确保机械轴对线。

Townley 的手术技巧很有传奇色彩。他描述了膝关节置换术设计和手术的八项原则：①应插入最薄的植入物；②必须通过滑车延伸部分完全重建髌股关节；③应有正常的旋转和前后移位；④应该有一个正常的多中心股骨关节面轮廓；⑤需要精确的假体尺寸；⑥解剖型假体的位置很关键；⑦必须保留所有可用的韧带；⑧关节和假体的多重解剖学对线都很关键。

这八项原则看起来都和假体设计相关，但其内涵传达了解剖学派截骨和软组织平衡的重要理念——测量截骨法。

另一位具有测量截骨理念的代表人物是 David Hungerford。1978 年，来自约翰霍普金斯大学的 Hungerford 在年度美国骨科医师学会会议上会见了 Robert V Kenna（北美 Medishield 产品开发经理）。Kenna 向 Hungerford 展示了解剖型非骨水泥全膝设计和一套完整的手术工具，帮助精确地准备股骨远端和胫骨近端以植入假体。Hungerford 在业余时间是一个家具木工工匠，他对当时用于膝关节假体植入的器械感到"沮丧"。随后的 9 个月里，Hungerford 和 Kenna 合作，完善了假体和配套手术器械。Kenneth Krackow 于 1978 年 7 月加入约翰霍普金斯大学，并参与了后来被称为"世界通用"的手术器械设计。他们的工具也基于测量截骨的解剖学概念，而非创建相等和平行的屈伸间隙的功能学方法。等量截骨法：移除的骨和软骨等于替换它们的假体材料的厚度。

这些早期的开拓者们，都根据自己设计或使用的假体开发了相应的器械和手术方法。但每个人都贡献了普遍适用的截骨和软组织平衡方法为后人所用。无论是功能学还是解剖学设计理念，二者的总体共识都是以重建一个屈伸对位正确、稳定、力线正常的膝关节为目标，即：膝关节有 0°~120° 的活动范围，髌骨轨迹在此范围内保持中线运动，完全伸直和屈曲 90° 时有良好的稳定性。虽然两派都认可上述最终标准，但韧带平衡方法在不同术者的具体操作中各有特点。以后交叉韧带保留与否可区分为后交叉韧带保留型（CR）假体和后交叉韧带切除型（CS）（包括高弧垫 UC 型和后稳定型 PS 型）假体，衍生出两种截骨及软组织平衡原则及方法，即：测量截骨法（measured resection，或称等量截骨法）和屈伸间隙法（flexion-extension gap）。

目前，侧副韧带平衡是指 0° 位伸膝和屈曲 90° 而言的。如果关节在此位置下韧带的紧张度相同，则该膝关节被认为"韧带平衡良好"。现在更多研究者认为，为了确保膝关节在整个运动过程中的平衡，应在屈膝 30°、60° 和 120° 时也进行评估，尤其是半屈曲状态下的稳定性，会因使用假体及保留交叉韧带与否而有差别。目前在这些角度下的评估方法尚不完善，仍存争议。本章后面有专题讨论。

二、两种截骨及平衡方法的发展及融合

(1)"屈伸间隙"法。该方法是将韧带平衡与截骨联合进行,与后稳定型假体相应而生。该方法强调在截骨之前进行韧带松解和预平衡。松解显露完成后先行胫骨侧定位截骨,参照胫骨截骨平面再分别行股骨远端、股骨后髁定位截骨以获得相等的屈伸间隙。其间可利用器械提供的间隙块测量伸屈位关节间隙并做出相应调整。注意:胫骨近端截骨会等量增加关节屈伸间隙,而股骨远端截骨则只增加伸直位关节间隙。因此,如果屈曲关节间隙大于伸直位间隙,则应增加股骨远端截骨,以获得伸屈位相等的关节间隙。若伸屈位关节间隙均等量过小,则应增加胫骨近端截骨。同样,若屈曲间隙小于伸膝间隙,则应增加股骨后髁截骨,即通过减小股骨假体的尺寸增加屈曲间隙。待关节伸屈间隙调整好后,完成股骨斜面的截骨。须知,上述截骨方法中股骨和胫骨相互参照截骨外,一定要配合相应的韧带松解及平衡技术,有些间隙不对称的情况需要先通过韧带松解及骨赘的去除来达到相应的间隙平衡。

(2)"测量截骨"法。该方法是由推崇后交叉韧带保留型假体的医生和设计人员发展而来,其初衷是为了保持关节线的位置,强调截骨的厚度与假体的厚度相等。如股骨假体远端为 9mm 厚,则将股骨远端切除 9mm 厚的骨质。同样从胫骨平台切除骨质的厚度也应与安装的假体平台的厚度相同。股骨侧和胫骨侧分别独立截骨。之后在关节伸直 0°和屈膝 90°位下调整韧带平衡。这种技术要求精确截骨以恢复膝关节的解剖状态,适用于关节磨损轻、畸形不重的关节置换。由于保留了 PCL,韧带平衡及手术技术难度高。对于一些胫骨平台或股骨远端有磨损的病例,术中不能准确确定真实的关节面位置,需要术者根据术中韧带平衡情况及关节畸形程度进行相应截骨量的增减。因此其截骨方法可称为"测量截骨技术"。

随着手术技术及器械的发展,两种手术方法逐渐发生融合或趋同。目前的临床手术操作中,上述两种方法在实际操作中并不需要刻板地遵守,理由如下:①现代膝关节研究已确定了股骨侧和胫骨的各自解剖标志及其之间的角度及位置关系,使股骨和胫骨的截骨定位可以通过"自身参照"完成,并提供了准确的配套器械。②屈伸间隙平衡的调整不是单纯依靠截骨,而是更加体现在成熟的软组织平衡技术上,而胫骨平台边缘及后关节囊骨赘的去除、部分韧带平衡的调整需要在截骨后才能完成。因此,依靠胫骨参照的股骨截骨在韧带失衡状态下容易导致截骨定位错误,使得截骨完成后,再次进行软组织松解反而会导致屈伸间隙的不平衡。③胫骨优先截骨需要较大的切口或平台充分前脱位以获得更好的显露,因股骨尚未截骨导致关节间隙紧张,平台截骨块取出困难,也与目前提倡的微创理念相悖。因此,现代的关节置换技术已使测量截骨和屈伸间隙这两种方法之间的界限越来越模糊,先截胫骨还是先截股骨全凭术者的喜好与习惯,而韧带平衡即使在截骨前已完成,在截骨后或截骨期间也仍然需要进行局部调整。无论 PCL 保留与否,成熟的软组织平衡技术已使两种技术变得更加接近。

作者体会的手术原则是:以测量截骨法截骨,以松解法平衡韧带,以屈伸间隙法验证。

三、间隙撑开器

　　测量截骨和屈伸间隙技术由于有假体型号选择及骨质破坏、正常关节面结构磨损等问题,部分病例测量不一定准确。某种程度上成为一种"后验性"的截骨方法。即先截骨,再验证,验证后再调整。这就给截骨和韧带平衡带来一些麻烦。有些间隙不对称并不能准确判定是韧带的问题还是截骨的问题。同时,仍然受假体型号、髁宽高比等问题的影响。近年新推出的关节中,除了股骨髁的窄髁设计之外,大部分类型的关节都增加了假体型号密度,使术者选择更精确,截骨更客观。一种新型的截骨定位器械也随之诞生,即间隙撑开器,作为测量截骨和屈伸间隙方法的补充。设计目的为用"先验性"的方法计划截骨位置,以保证得到的屈伸间隙确定是相等的(图 2.2.1)。

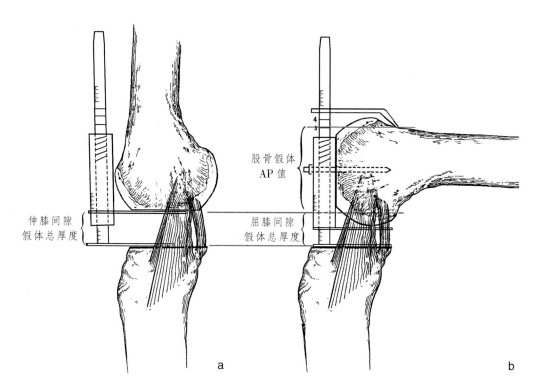

图 2.2.1　间隙撑开器的原理。(a)首先行股骨远端及平台测量截骨,用撑开器得到伸直间隙的数值。(b)然后屈膝,用适度张力撑开,在此张力下测量出与伸直间隙相等的情况下假体的型号大小及旋转角度进行定位截骨。

　　间隙撑开器有一个前提,使用之前必须已经进行完韧带平衡,得到平衡良好的关节,否则间隙撑开器将给出一个错误的股骨旋转定位角度。对畸形相对较轻的关节很容易,但对于畸形严重、大量骨赘增生的膝关节,在未截骨的情况下不容易很好地平衡,由此可能造成定位错误。此外,伸直间隙内外侧韧带的对称性良好,而在屈曲间隙,内外侧张力生理状态下就是不对称的,用相等的张力撑开可能得到一个外旋角度过大的股骨定位。

　　因此,每种器械都有其优势和不足,需要术者结合自己的经验来选择应用。

第三节　功能优先:后稳定型假体的截骨及平衡

PS 假体属于功能学派设计,手术采用的是屈伸间隙技术。该假体适用于畸形较重、PCL 破坏但关节周围韧带结构完整病例的膝关节置换。对于畸形较重的膝关节,截骨前的松解尤为重要。①第一步为显露及基础松解,即骨膜下袖套状松解内侧结构,切断前后交叉韧带,屈曲外翻髌骨,显露膝关节;②可首先去除影响韧带紧张度的部分骨赘,如股骨侧 MCL 止点下方的骨赘、平台边缘的骨赘,初步松解挛缩的韧带;③截骨,可根据术者自己的经验及熟练程度采用股骨优先或胫骨优先法截骨;④测试及再平衡,截骨完成后,清理内侧平台后方残余骨赘及后关节囊骨赘,安装假体测试,根据下肢力线情况及关节稳定性、平衡与否确定下一步韧带松解部位。也可采用间隙块进行测试。(见图 2.3.1 至图 2.3.5)。

手术操作过程中,骨赘的去除尤其重要,应在韧带松解前完成,顺序不可倒置,以免松解韧带后再去除骨赘导致松解过度的现象发生。

与 PCL 保留型假体不同的是,后稳定型关节置换术中需要切除前后交叉韧带,增加了股骨髁间截骨步骤以使髁间间隙容纳假体的凸轮-立柱结构(cam-spine)。PCL 切除后,膝关节后方骨赘的清除及后关节囊的松解变得更方便,其软组织平衡较 PCL 保留型假体更容易。

基于后交叉韧带的功能,PS 假体在切除 PCL 后屈伸间隙的变化是不一致的,这点在截骨、韧带松解及假体型号的选择中均应引起注意。

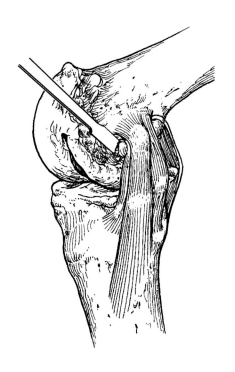

图 2.3.1　初次韧带平衡。关节显露后首先去除股骨、胫骨侧副韧带附近乃至髁间窝的骨赘,以松解侧副韧带。同时显露关节缘及髁间窝,暴露出真实的骨床以利定位。

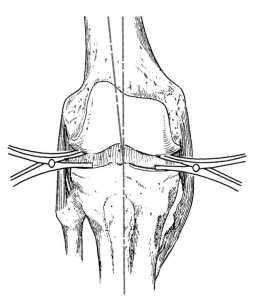

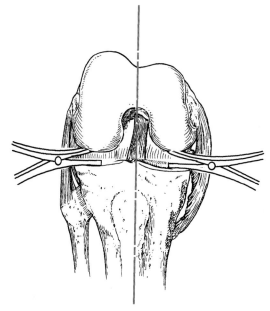

图 2.3.2　去除骨赘并初步松解侧副韧带后检查关节伸直间隙已基本平衡。

图 2.3.3　同样,屈曲间隙也达到了平衡。屈曲间隙撑开前,可先行去除 ACL、PCL 或将其从止点切断。

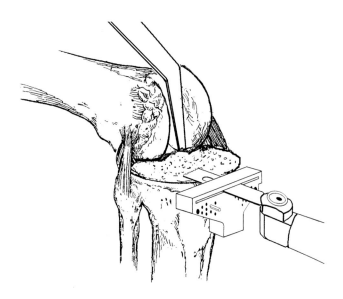

图 2.3.4　显露胫骨进行胫骨截骨,然后以胫骨平台截骨面为参照,进行股骨远端及后髁截骨以获得相等的矩形屈伸间隙,然后完成股骨前后斜面和髁间的截骨。现在股骨侧截骨多采用四合一设计的截骨模块,即完成股骨远端截骨后,股骨前后髁和斜面的截骨由四合一截骨板一次完成。

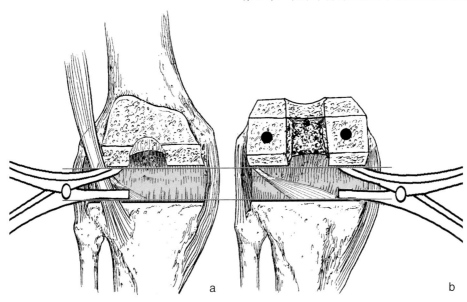

图 2.3.5 二次韧带平衡。(a)截骨后再次测试屈伸间隙并松解相应挛缩的韧带及关节囊,获得矩形的伸直间隙。(b)同理,调整屈曲间隙使之获得平衡并与伸直间隙相等。多数膝关节置换配套器械均配有相应厚度的间隙块用以测量并比较屈伸间隙。

　　后交叉韧带对屈膝的控制力大于伸膝,PS 假体由于切除了前后交叉韧带,屈伸间隙会有不同程度的变化。文献报道,PCL 切除后,屈伸间隙均有不同程度的增加,伸膝间隙增加大约 2mm,屈膝间隙增加约 4mm,即屈膝间隙较伸膝间隙大了约 2mm。这就引出两个问题:第一,采用 PS 假体置换时,截骨厚度与安装的假体厚度并不一定相等。这一点在胫骨的截骨上体现得尤为明显,读者可在术中实地测量一下,安装假体的厚度往往大于截下骨质的厚度。第二,如果采用等量截骨,会导致切除 PCL 后屈伸间隙不均等。这对于以屈伸间隙相等为目标的 PS 假体关节置换,又面临两种选择:①扩大伸膝间隙,即股骨远端追加 2mm 的截骨量以取得屈伸间隙平衡,这样会导致关节线抬高 2mm,在有屈曲挛缩的畸形中,关节线升高量会更大。②减小屈曲间隙,即股骨假体增加一号以缩小屈曲间隙,这样有可能导致股骨远端内外髁超覆盖现象(近年各公司推出的窄版股骨髁设计可满足需求)。由此可见,选择 PS 假体的置换有抬高关节线的趋势。这是 PS 假体的固有问题,从功能学派的关节设计理念上考虑,可以通过假体设计来解决。而从解剖学派的假体设计看来,则与 PCL 切除有关。读者可参考 PCL 保留与否的生物力学变化慢慢理解(表 2.1,图 2.3.6 和图 2.3.7)。

　　任何一种假体都有其缺陷,PS 假体当然也不例外。如上所述,由于 PCL 的切除,假体设计必须分担较高的限制性以维持关节的稳定性。如凸轮—立柱的设计、聚乙烯垫片的高形合度等。限制性增加直接的缺点是,高应力传导到假体—骨界面导致松动的风险以及传导到摩擦界面增加磨损的风险,此为其一。其二是髌骨弹响及撞击。无论髌骨置换与否,髌骨周缘术

表2.1 切除 PCL 后对关节间隙的影响(单位:mm)

	PCL 切除前	PCL 切除后	间隙增加量
伸膝间隙	21.7	23.8	2.05
屈膝间隙	21.3	25.1	3.8

来源:摘自 Kadoya Y et al.(2001)clin.orthop 391:207-210,3mm increase in flexion gap。

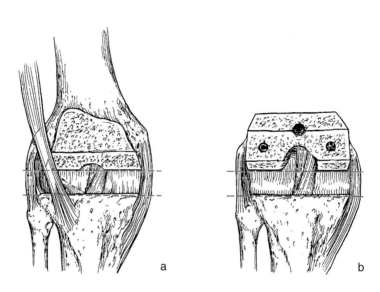

图 2.3.6　在保留 PCL 的情况下,关节间隙更多取决于截骨量的大小。伸膝间隙由等量截骨获得(a)。同样,屈膝间隙去除等量的股骨后髁和胫骨平台骨质后,和伸膝间隙保持一致,由于 PCL 的存在,其间隙并未增大(b)。

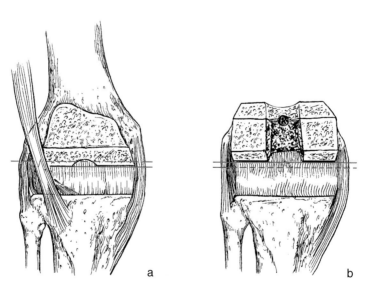

图 2.3.7　切除 PCL 后,屈膝间隙增加量大于伸膝间隙,此时如想得到相等的屈伸间隙,截骨即面临两种方法:股骨远端追加截骨以增加(a)伸膝间隙(抬高关节线);或股骨后髁增大一号假体以减小(b)屈膝间隙(髁宽超覆盖可能)。

后都会有不同程度的瘢痕增生,尤其是髌骨上极。这些瘢痕在屈膝时陷入假体髁间窝(box)内导致膝关节屈伸弹响及功能紊乱(图 2.3.8)。因此所有膝关节的设计均强调髌骨滑车的友好度。其三,PS 假体髁间 box 的设计导致截骨量过多,尤其是对于小尺寸膝关节及骨质疏松病例,髁间去骨后直接导致内外侧髁骨量的减少及薄弱,骨质异常疏松的病例还容易并发骨折。其四,除前述的限制性导致立柱磨损外,胫骨后倾角的变化、平台旋转位置的变化等会导致凸轮–立柱接触的角度及方向发生变化,过伸时立柱前方的撞击等,均可导致不同程度的立柱撞击和磨损。由此看来,旋转平台的活动承重设计可以部分缓解高限制型假体的磨损问题。读者可以选择应用(图 2.3.9)。

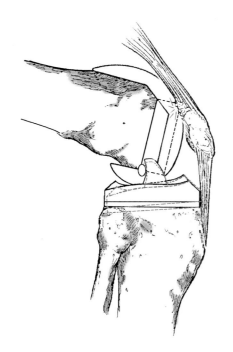

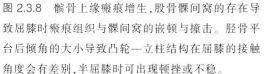

图 2.3.8　髌骨上缘瘢痕增生,股骨髁间窝的存在导致屈膝时瘢痕组织与髁间窝的嵌顿与撞击。胫骨平台后倾角的大小导致凸轮—立柱结构在屈膝的接触角度会有差别,半屈膝时可出现顿挫或不稳。

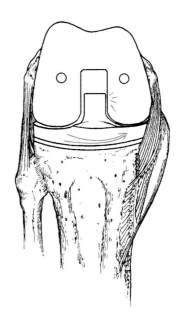

图 2.3.9　胫骨平台的旋转位置变化导致立柱位置偏斜及垫片前缘撞击,异常应力增加加重立柱及垫片磨损。

第四节　解剖优先:后交叉韧带保留型假体的截骨及平衡

一、后交叉韧带保留型假体的动力学问题

PCL 在整个屈膝过程中功能复杂,其最重要的作用是屈膝时引导股骨后滚(roll back)。同时,由于 PCL 附于股骨髁间中线偏内侧,被称为内侧二级稳定结构,在内侧副韧带功能不全时兼具外翻稳定和旋转稳定性作用。PCL 在后关节囊缺损时也具有抵抗关节过伸的作用。PCL 在膝内翻时处于松弛状态常常发生挛缩,而在膝外翻时则与侧副韧带一起同时被拉伸。当其挛缩时可适当进行松解而保留其绝大部分功能,外翻时即使被拉伸,仍可作为二级稳定结构,有利于弥补 MCL 稳定性不足。因此,即使 PCL 功能不全而不能提供足够的后方稳定性,也能够提供较好的抗旋转和内外翻稳定性功能。

无论是 CR 假体还是 PS 假体,后滚都是膝关节置换最主要的模仿目标之一。其目的首先都是屈膝时通过股骨在胫骨平台上的后滚获得良好的屈曲度。生理状态下,从伸直 0°位到完全屈曲时内侧半月板的移动距离为 5mm,而外侧则为 10~15mm。Dennis1996 年报道其生理性后滚距离大约为 14.2mm。解剖学理念的膝关节设计者力图通过使用保留 PCL 的 CR 假体设计复制上述运动模式。而反对 CR 假体的功能派学者则认为,独立存在的 PCL 使屈膝时的股骨髁后滚变得复杂而矛盾,如后滚减少或异常增加,甚至反常性前移的现象也时有发生,造成术后膝关节活动度减少、假体异常磨损增加等不良事件。造成上述现象的原因是,早期的 PCL 保留型假体由于假体设计的方式,在前交叉韧带切除后,关节面的几何学特征使股骨髁在胫骨平台上的运动与独立存在的 PCL 所要求的运动不一致。如果 PCL 使股骨髁后滚,而此时中凹型的胫骨平台限制了股骨髁在其上的后滚运动,此时就会发生后关节面的撞击现象并造成屈膝困难。因此,后来的 CR 假体垫片设计得较为平坦。除此之外,股骨髁的设计似乎需要做一些不同于 PS 假体的改变。除去设计因素,CR 假体置换后效果不好还有一些手术层面的因素,保留的韧带越多,手术技术就越复杂。CR 假体置换术的门槛高于 PS 假体,由于对 PCL 平衡技术了解不充分以及术中松解不当导致 PCL 过度松弛或紧张,导致屈膝时 PCL 引导后滚的功能失效或成为束缚,会发生反常性前移或股骨过度后滚的现象。

关于 PCL 与本体感觉的关系,Mihalko 于 2011 年报道,在 PCL 中发现大范围的机械感受器,甚至在关节炎病例也不例外。因为 PCL 保留与否的临床结果相似,那么,本体感觉保留与否到底有何意义。一项 PCL 保留 TKA 的生物力学分析表明,PCL 没有造成平台垫后方内侧的边缘负重增加,但有证据表明后方外侧边缘负荷增加了。这一证据说明 PCL 参与膝关节冠状面的平衡,由此建议 CR 假体 PCL 机械感受器的保留更有利于膝关节生理学和力学机制。

总结一下 CR 假体的优点:①消除 PS 假体的半屈曲不稳定;②关节线更接近正常;③膝

关节功能更接近正常,尤其是上下台阶、关节活动度、稳定性及本体感觉;④PCL 分担了股胫关节应力,有助于保护水泥固定界面。Eisaku Fujimoto 等报道,CR 假体在负重位时股骨假体表现为内中轴和双髁后滚。与非负重位相比,负重位时内、外侧髁更靠后,有轻度的股骨外旋,内髁后脱位趋势明显。而且,胫骨后倾角越大,这种差异更明显。股骨外髁在负重与非负重时没有明显差异。CR-TKA 术后下肢力线影响负重位膝关节活动,正常与内翻力线在中度屈曲时股胫接触不同,负重时通过胫骨后倾和诱发更大的股骨外髁活动来影响膝关节运动,这可解释 CR 假体更好的临床和功能结果(图 2.4.1 至图 2.4.3)。

　　CR 假体的操作难点在于:①保留 PCL 使得屈膝间隙可调幅度减小,手术操作要求较高,1~2mm 的截骨不当即可影响 PCL 的紧张度;②胫骨平台后倾角度不易把握,截骨时经验不足易损伤 PCL 止点;③选择使用 CR 假体时,由于 PCL 的存在,软组织平衡对屈伸间隙的可调范围减小,截骨操作对屈伸间隙的调节作用增强。

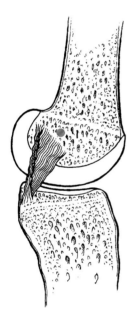
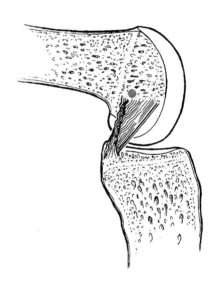

图 2.4.1　和内侧副韧带一样,PCL 止点宽泛,因此在屈膝和伸膝过程中 PCL 的不同束起着不同的作用。前束止于距通髁线较远的股骨远端,因此在完全伸膝时由于股骨前移而发生松弛。后束止于旋转中心的后方,过伸时发生紧张。在 0°伸膝位前后两束均相对松弛。

图 2.4.2　同理,屈膝位时,股骨髁发生后滚,PCL 前束紧张而后束松弛。

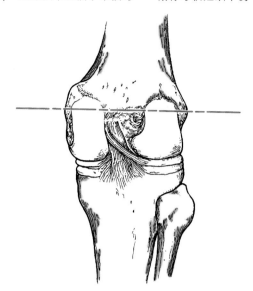

图 2.4.3　PCL 止于股骨内髁后方, 胫骨侧止点位于胫骨髁后缘中间的凹陷处, 距离胫骨后方的关节面约 1cm。膝内翻时发生短缩而外翻时松弛。此外, PCL 在半月板后方和后关节囊也有额外的止点。

二、后交叉韧带保留型假体的截骨

采用等量截骨法。这是由于保留 PCL 后, 关节间隙因韧带松解而增加有限, 尤其是屈膝间隙。由于不会出现使用 PS 假体时截骨后屈曲间隙增大的情况, 股骨远端无须追加截骨, 这样就保持了关节线的位置, 这也正是选择 CR 假体的初衷之一。由于 PCL 的存在, 屈膝间隙较 PS 小, 则术者面临的选择是: ①选择小一号股骨假体保证屈膝位股骨后髁的截骨量; ②增加胫骨平台后倾角保证屈膝间隙, 此时应注意保护 PCL 胫骨侧止点不被截骨时损伤。因此看来, CR 假体股骨需要较 PS 假体多的屈膝位截骨量来获得稳定的屈伸间隙。如果 CR 假体设计或型号选择不当, 常常会造成难以矫正的屈膝间隙紧张。这种情况一方面可能是由于截骨或假体型号选择不当导致, 另一方面常见于有些 CR 假体的设计直接脱胎于 PS 假体的宽高比和关节面轮廓, 忽略了 PCL 存在情况下对屈膝间隙的影响。因此, 如果选择做 CR 假体, 不但假体设计要有相应变化, 垫片设计也应随之改变。

三、后交叉韧带紧张

由于 PCL 止点位于膝关节中线的内侧, 应属于内侧稳定结构, 膝内翻时常常发生挛缩, 而膝外翻时发生拉伸。紧张的 PCL 会导致屈膝时发生股骨髁过度后滚, 出现平台前脱位或垫片翘起的所谓"翻书现象"。触诊会感觉到其前束紧张。Richard Scott 介绍了一种 PCL 紧张度测试方法, 即"拉出—翘起"试验(pull-out/lift-off, POLO 试验)。拉出试验用于测试 PCL 是否松弛, 如平台垫后缘高出关节面中心点 3.5mm, 如果 PCL 松弛, 则拉出试验可将平台向前拉出脱位。拉出后可以同时做推进试验, 同样测试 PCL 松弛度。翘起试验是指测试 PCL 是否紧张, 屈膝 80°~90°, 如果 PCL 过度紧张, 则由于股骨髁对垫片后方的挤压可造成垫片前方翘起现象, 使 PCL 紧张。如果垫片锁定则表现为平台过度外旋, 内侧向前半脱位甚至脱位。这是由于 PCL 过紧导致股骨髁过度后滚导致。松弛的 PCL 可用加厚垫片来补偿, 紧张的 PCL 则需要进行松解(图 2.4.4 至图 2.4.9)。

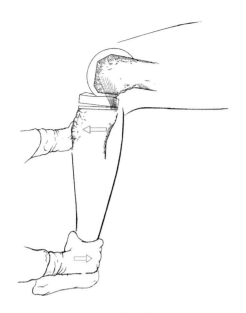

图 2.4.4　POLO 试验,屈膝前抽屉试验,PCL 紧张时垫片会出现翘起(lift-off)现象。

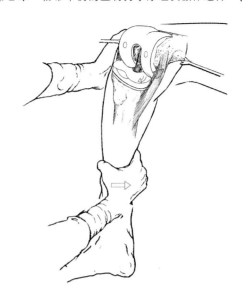

图 2.4.5　PCL 紧张,屈膝时股骨过度后滚,导致屈曲到 90°附近,平台内侧向前脱位或半脱位。伸膝至 30°左右,平台复位。

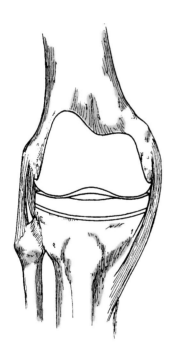

图 2.4.6　PCL 对伸膝的控制力较弱,正常膝关节伸膝位时稳定性良好。

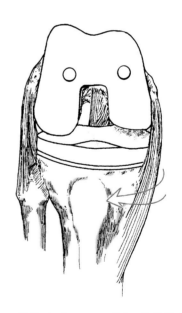

图 2.4.7　屈膝时,由于 PCL 紧张,股骨髁在胫骨平台上发生过度后滚,平台向前脱位,由于 PCL 对内侧的控制更强,胫骨发生外旋,内侧平台前移更显著。此时 PCL 触之紧张,而侧副韧带则不紧张。

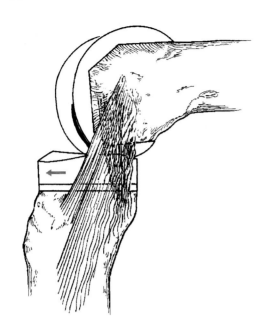 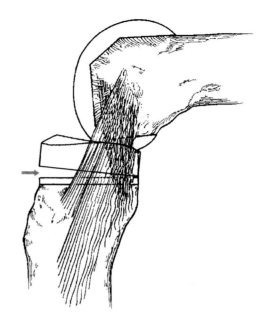

图 2.4.8 PCL 紧张,屈膝时股骨内髁过度后滚,位于胫骨平台后缘上,胫骨平台外旋。此时紧张度正常的内侧副韧带其前束也可能受其过度后滚的影响而发生过度紧张。严重者可发生胫骨内侧向前脱位现象。股骨髁过度后滚主要与 PCL 的前外侧束紧张有关。

图 2.4.9 PCL 紧张的另一种现象是屈膝时因股骨假体过度后滚,导致平台后方应力过大,而发生胫骨平台垫的翘起(lift-off)现象。

四、后交叉韧带松解术

在松解 PCL 之前,应首先判断一下造成 PCL 紧张的原因:是股骨后髁截骨过少还是平台后倾不够,抑或是 PCL 本身的紧张。避免 PCL 止点损伤的关键在于胫骨平台的截骨角度及厚度。由于屈膝时股骨由 PCL 引导后滚,平台后倾角较 PS 假体应适当增加。原因之一是增加物理性后倾,可引导后滚;之二是 PCL 存在导致屈膝间隙变小,增加后倾可增加屈膝间隙,减少 PCL 紧张的发生率。截骨过薄或后倾不足容易造成屈膝时 PCL 紧张,而过厚或后倾过大则易造成 PCL 止点损伤和屈膝松弛。如果后倾角不大或 PCL 止点完整,此时的屈膝间隙紧张可通过增加后倾角来调整。

对于畸形及骨赘增生明显的病例,PCL 紧张还见于股骨髁间窝大量增生的骨赘填充导致。这种情况下,首先去除髁间窝增生的骨赘,PCL 即可得到有效的松解。如果 PCL 仍紧张,多为屈曲位紧张,确认 PCL 后方骨赘清理干净后,可自股骨侧松解 PCL 前束。也有主张从胫骨侧进行 PCL 松解。由于 PCL 的胫骨侧止点位于胫骨髁后缘中间的凹陷处,距离胫骨后方的关节面约 1cm,因此正常情况下如果后倾角合适,常规厚度的截骨基本可以保证 PCL 胫骨侧止点的完整性及紧张度。如果截骨量较大或为避免 PCL 胫骨侧止点的损伤,在胫骨平台后方 PCL 止点处保留骨岛的截骨方法可完整地保留后交叉韧带:屈曲位下先用窄锯片或骨凿进行围绕胫骨平台 PCL 止点的环形截骨后,再进行平台近端截骨,切除所需厚度的胫骨平台骨质。然后用咬骨钳对 PCL 止点的骨岛进行修整,直至可正确安放胫骨平台假体(图 2.4.10 至图 2.4.18)。

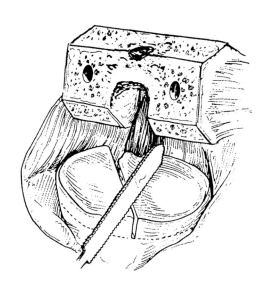

图 2.4.10　用矢状位锯片进行胫骨平台矢状面的截骨,留出三角形的骨岛以保护 PCL 止点。

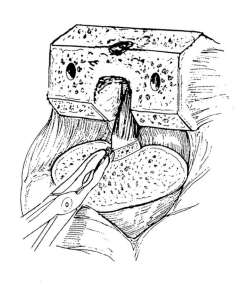

图 2.4.11　然后再进行平台水平面切割,切除所需厚度的胫骨平台骨质。用咬骨钳对 PCL 止点的骨岛进行修整直至可正确安放胫骨平台假体。

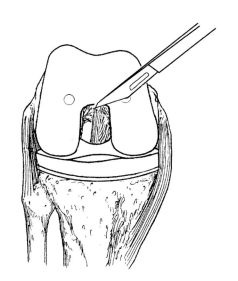

图 2.4.12　PCL 的松解有两种方法,一种为自股骨侧锐性松解 PCL 部分前方止点,松解前建议检查 PCL 后方是否有骨赘残留,若有,去除骨赘即可得到松解。松解部位主要为 PCL 前外侧束。在假体试模存在的情况下,触摸 PCL 紧张束,用电刀或刀片自股骨侧进行松解。这种松解方法简便易行,效果显著,并能使 PCL 保持相对完整(体型瘦小及 PCL 纤细者慎用)。

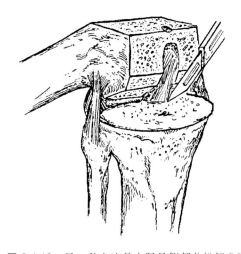

图 2.4.13　另一种方法是自胫骨侧部分松解 PCL 部分止点。支持松解胫骨侧 PCL 止点的医生认为,应始终保持一种袖套式结构进行松解。理论上使 PCL 重新附着在胫骨后方延长 PCL 的凹陷部位上（此法容易损伤 PCL 止点,可控性差）。

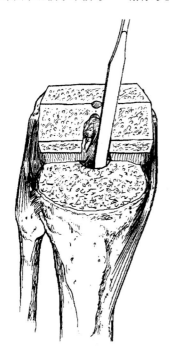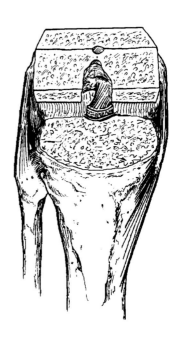

图 2.4.14　还有一种方法是自 PCL 胫骨侧止点上围绕胫骨后方 PCL 止点的皮质骨边缘进行 1/4 英寸大小的环形截骨,然后将骨块抬起即可得到松解(此法不易控制松解量,易造成 PCL 松弛,不推荐)。

图 2.4.15　附有 PCL 的骨块向胫骨近端滑动 0.5~1cm,使 PCL 松弛。保持滑膜完整及韧带不受到磨损。

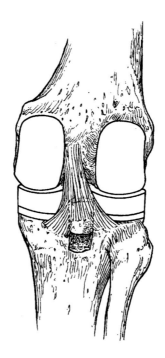

图 2.4.16　PCL 胫骨侧止点向近端滑移而使其松弛,但会造成 PCL 其他部位的止点发生紧张,从而不会出现过度松弛现象。

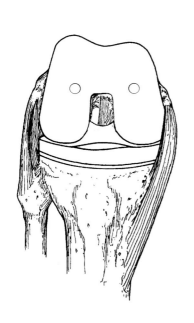
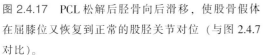
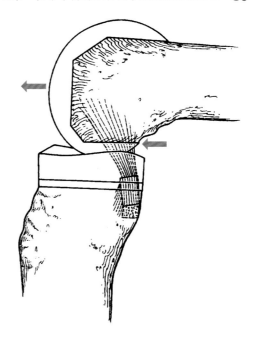

图 2.4.17　PCL 松解后胫骨向后滑移，使股骨假体在屈膝位又恢复到正常的股胫关节对位（与图 2.4.7 对比）。

图 2.4.18　屈曲位下，PCL 松解后处于新的位置上，解除了对股骨假体的异常束缚，允许屈膝时胫骨后移从而导致股骨位于胫骨平台相对前方的正常位置上。

　　PCL 的紧张度由下列因素决定：胫骨平台截骨厚度，胫骨平台后倾角的大小，股骨假体的大小，股骨远端截骨量以及股骨假体的前后位置。如果 PCL 松解后仍不能改善屈膝间隙，则不能无限制松解以免造成 PCL 失功能。此时需要考虑减小一号股骨假体或增加平台后倾角来解决。

　　还有一种情况是伸直位松弛而屈膝紧张的情况，与股骨远端截骨过量导致屈曲位股骨假体后移有关。解决的方法有三种：减小一号股骨假体、增加平台后倾角或松解 PCL。这种情况下松解 PCL 奏效不明显时，可适当减小一号假体或增加平台后倾角度，在增加屈膝间隙的同时而不增加伸膝间隙。然后使用加厚的平台垫恢复关节稳定。虽然关节线有一定程度的抬高，但关节稳定性很好，力线正常，一般不会影响关节功能。此种股骨远端截骨过多的情况偶见于长期使用 PS 假体的术者，截骨时习惯性将股骨远端截骨过多导致（图 2.4.19 至图 2.4.22）。

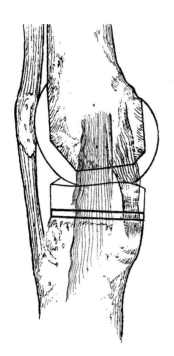

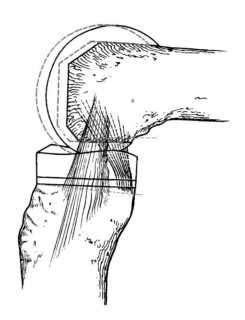

图 2.4.19   股骨远端截骨过多导致假体上移,伸膝间隙过大,导致伸膝位 MCL 及 PCL 松弛,关节过伸。

图 2.4.20   股骨远端截骨过多导致屈膝位股骨后髁最低点后移,过早造成屈膝位 PCL 及 MCL 前束紧张。屈膝受限(红色虚线为股骨远端正常截骨时假体位置)。

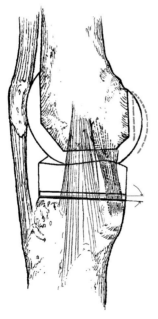

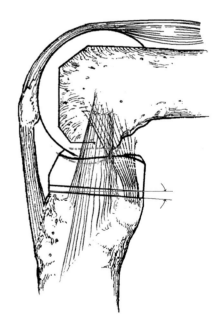

图 2.4.21   股骨远端截骨过多。减小一号股骨假体或适当增加后倾角后,屈膝间隙相应增加而伸膝间隙不变,此时加厚胫骨平台垫。图示伸膝位关节完全伸直,MCL 及 PCL 张力恢复,关节稳定无过伸。

图 2.4.22   屈膝间隙也恢复正常,股骨正常后滚,PCL 紧张度恢复。

　　所有上述变异因素必须综合考虑优化以保证膝关节的稳定性和活动性。胫骨侧截骨不足及后倾不够会导致屈膝间隙紧张，而过度增加胫骨平台的截骨或后倾过大则会危及 PCL 止点，10mm 厚的截骨即会导致 PCL 止点完全切除。股骨侧假体型号的选择很重要，如果股骨假体过大或过度后移会造成屈膝间隙充填过度致 PCL 紧张。股骨远端的截骨位置也很重要，截骨面与股骨内外上髁(内外侧副韧带的止点)之间必须保留一定的距离，以保证置换后股骨假体的屈伸轴与通髁线吻合。初学者应避免前述造成股骨远端截骨过多的情况，否则会造成关节线上移过多、髌骨相对低位、假体屈伸轴与通髁线不吻合等一系列问题。抬高的关节线会导致屈膝位股骨后髁过度后移，引起 PCL 紧张，增加股骨髁的后滚并且使胫骨平台后方的应力陡升。这种屈膝紧张、伸膝松弛的现象很难矫正。由于 PCL 切除后，增加屈膝间隙的幅度会更多，此时改用 PS 假体或高弧垫片也许是一种最好的替代方法。

五、高弧垫的选择

　　当前述的 CR 假体因 PCL 过度紧张松解无效，或者 PCL 损伤及功能失效而必须切除 PCL 方能获得平衡时，则假体可有两个选择：使用后交叉韧带替代型假体(弧形衬垫)或后稳定型假体。

　　高弧垫片假体也是 PCL 替代型假体的一种，其发展历史甚至早于 PS 假体。膝关节假体发展早期，由于高弧垫引起活动度差、关节撞击等原因，其应用受到了限制。近年由于设计的改进，尤其是活动承重理念的发展，高弧垫的作用被重新认识。目前，高弧垫片假体可以作为 PCL 保留型关节失败的补救使用，既保留了骨量，又避免了髁间截骨。其功能达到了与 PS 假体相似的稳定性及活动度。尤其是高弧垫片结合活动承重，完全可以在使用高弧垫片的同时保留 PCL。对于国内一些类风湿性关节炎、小尺寸膝关节、严重骨质疏松等病例，使用高弧垫片可避免髁间截骨造成的残留骨床骨量过少、韧带撕脱及骨折等并发症。可以说，有了 CR 假体和高弧垫片，初次置换即可不用准备 PS 假体(图 2.4.23 至图 2.2.26)。

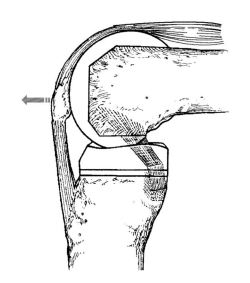

图 2.4.23　PCL 松解后回缩过度偶尔会造成后方结构功能不全而出现屈膝位 PCL 松弛及后方不稳，此种情况可造成屈膝时股骨髁反常前移即胫骨平台相对后移，从而导致髌股关节紧张而出现伸膝装置功能不良的现象。此为 PCL 松弛或失效的表现。

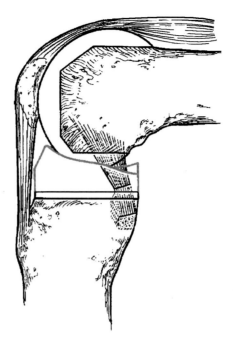

图 2.4.24　出现上述情况可改用胫骨平台弧形垫片(conformity insert)解决,高弧形聚乙烯衬垫增加了股胫关节面的吻合度,可控制后方松弛现象,限制了屈膝时的股骨反常前移,股骨假体在垂直方向和水平方向向前脱位的趋势得到了有效遏制。从而加强了屈膝稳定性并改善了伸膝装置的功能。另一种解决方法是直接改用后稳定型假体。

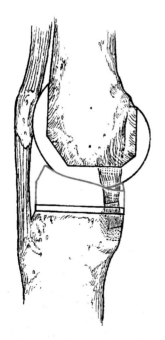

图 2.4.25　关节完全伸直时,导致脱位的垂直和水平方向上的移动距离加大,胫骨被弧形聚乙烯垫的前壁限制在前方。

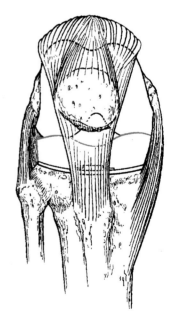

图 2.4.26　如发生髌骨低位,屈膝时易发生髌骨与聚乙烯垫片前缘的撞击。多数弧型垫片前方都设计有切迹,以防止发生髌骨或髌腱撞击。

　　多数临床对照研究表明,高弧垫假体与 PS 假体临床随访效果差别不大。因此,在选择 CR 假体进行关节置换时,高弧垫似乎是一种较 PS 假体更简便的必备补救措施。

　　CR 改用 PS 或弧形垫假体后,有时会出现屈膝正常而伸膝稍紧张的情况。这是由 PCL 对屈膝的控制远大于伸膝导致(如前所述,见表 2.1)。因此,CR 假体改为 PS 或高弧垫仍可发生关节线升高的趋势,即适当增加股骨远端截骨量,加厚 2mm 垫片以升高关节线的代价取得屈伸间隙平衡。

第五节　择熟而啖:PCL 保留型假体和 PCL 切除型假体的选择

关于 PCL 假体保留与替代的问题，自 20 世纪 70 年代中期即在纽约特种外科医院 (HSS) 和波士顿学派 (BWH 和 MGH) 之间展开了长时间的争论。当年的先驱者们采用了两种截然不同的膝关节设计思路。其中一种思路为严格的解剖学方法，这种思路设计的假体保留了生理膝关节的大部分或全部软组织的限制性，并试图设计了避免与这些限制发生冲突的固定承重型关节面。另一种为功能性思路。使用这种方法的人寻求工程学解决方案。尝试通过切除交叉韧带来简化膝关节力学或设计活动承重的关节表面以避免与软组织限制性发生运动学冲突。上述两种设计思路都使用了非解剖的、几何形关节表面形状，旨在将表面积最大化并减少聚乙烯应力。虽然两种方法产生的早期设计完全不同，但实现相同目标的努力最终导致设计产生了比差异性还多的相似性。二者各有长处，相互借鉴，尤其是手术器械和操作方法日渐趋同。

20 世纪 70 年代末期，由于 Insall 等设计的 PS 假体更好地重现了膝关节功能，以纽约特种外科医院 Insall 为代表的功能学派占了先机。但其蓬勃发展的原因不单在假体设计方面，而是包括了手术器械的完善、膝关节运动学原理的理解、手术方法如屈伸间隙技术及软组织平衡理念的提出等全系列的进步。使手术无论在假体设计上、器械的精确性上还是在手术操作方法上都上了一个台阶。国内早期 CR 和 PS 假体都有应用，后期由于 PS 假体以其操作简单、学习曲线短，国内患者畸形严重等因素，PS 假体的应用逐渐占据了优势。

理论上，所有关节周围韧带完整的病例均可选择后稳定型假体或 PCL 保留型假体进行置换。从手术操作角度讲，PCL 保留型假体其截骨及软组织平衡等手术技术要求较高，而后稳定型假体的操作则相对更简单。由于二者在假体设计、手术方法、运动及磨损等生物力学方面的差异，不同学者间尚存争论。作者认为国内医生不必在 PS 和 CR 之间延续前人的争论。学会所有的假体操作是必要的，也是很简单的事情。但要理解假体设计、韧带平衡和截骨本身以及三者之间的关系权重，则需要更广阔的知识更新、更长期的经验积累。单就假体选择而言，习惯很重要，但我们不能被习惯所左右，选择不同假体其适应证仍有依据可供参考。

一、根据患者年龄及关节畸形状态选择

由于 CR 假体保留了较多的骨量，年轻患者、膝关节破坏及畸形相对较轻者最好采用 PCL 保留型假体，为将来可能进行的翻修手术保留髁间骨量。如果 PCL 已发生破坏或溃损，无论年龄多大，后交叉韧带替代型假体应为首选。小尺寸的膝关节基于保留股骨侧骨量的考量，可以选择弧形垫假体。膝关节有强直畸形、严重的内翻和屈曲挛缩畸形时，由于 PCL 已发生不可逆性病理损害或缺失，后稳定型膝关节假体应为首选。

二、根据原发病种类选择

有趣的是,早期的全髁及 PS 假体形合度非常高,活动度明显不足。Boston 学派早期设计 CR 假体的初衷之一是为类风湿患者设计,因其上肢功能差,需要膝关节更好的活动度以弥补上肢辅助功能不足。现代 CR 假体的选择,并不推荐此类炎症性关节病,如类风湿性关节炎、强直性脊柱炎等病例使用,由于这类患者滑膜炎症侵蚀、畸形重等原因,PCL 多受损或失去功能,此类病例目前多选择活动度设计改善后的现代后稳定型假体或弧形垫。对于体型较小、股骨尺寸小且严重骨质疏松的患者,推荐选用弧形垫设计的假体,该假体不做髁间截骨,便于保留骨量避免骨折等并发症,是一种不错的选择。

三、保留关节线的初衷

如前所述,PS 假体理论上有抬高关节线的趋势。而 CR 假体设计之初的目的之一就是保留关节线。由于其垫片平坦,屈伸间隙不会因 PCL 的保留而造成较大的不平衡,因此股骨远端的截骨量相对较少。有轻度屈曲挛缩的膝关节会因为使用 CR 假体而避免过度抬高关节线,更适于使用 CR 假体。

四、根据术者对假体的熟悉程度及手术技术掌握的熟练程度选择

PS 假体手术操作简单,容错率相对较高,为大多数术者所喜爱。而保留 PCL 的膝关节假体的截骨可调范围小,韧带松解的幅度也有限,1~2mm 的截骨不当即可影响 PCL 的紧张度。初学者不容易掌握韧带的平衡与截骨的关系,手术难度比较大,学习曲线长。随着国内关节置换技术的发展,患者的年轻化及畸形程度的减轻,相信 CR 假体以其良好的生物力学性能及优良的临床表现势必会得到越来越多手术熟练医生的关注。

广义上讲,关于 PCL 保留与替代假体选择问题,与其说争论不如说更像一种选项,二者的适应证多有重叠。术者可以凭借自己对膝关节生物力学及假体的理解、手术习惯、手术技巧及患者 PCL 情况做出选择。而随着手术技术的提高以及适应证的细化,不同假体的选择仍有其可信的依据。诚然,CR 假体在手术技术操作方面的要求更显苛刻。这到底是该假体的优点还是不足,不同学者见仁见智,读者须亲力亲为方得真悟！同时也期待设计更优化的关节假体出现。

对于 CR 和 PS 二者的特点及截骨要求的细微差别,读者可参考表 2.2。

表 2.2　CR 和 PS 假体操作对比

	CR	PS
屈膝间隙	不变	增加
伸膝间隙	不变	略增加
关节型号	偏小	偏大(窄髁)
股骨远端截骨	标准	偏厚
平台内倾	可有 3°	不建议
后倾角	偏大	偏小
关节线	不变	升高

五、PS 假体置换术后中度屈曲位下的膝关节不稳定

近年随着膝关节技术的普及，手术技术的提高，手术低级错误的发生率大幅度下降。而一些少见的、细微的操作失误或者说与关节置换本身固有的一些不足等相关问题日益凸显。其中，中度屈曲不稳定作为一个突出的问题值得大家重视。中度屈曲不稳定，是指在膝关节中度屈曲时出现的内、外翻及旋转不稳定。中度屈曲不稳定研究的角度各个文献报道不一，Del 等选择为 30°~60°，Mcpherson EJ 等选择为 45°~90°。这个角度与上下台阶功能直接相关。

1.多因素影响机制

关于中度屈曲不稳，学术界尚存很多观点。其直接影响因素大致包括：①内侧副韧带松弛。内侧副韧带在中度屈曲位松弛度最为明显，Victor 等通过尸体膝关节运动学研究表明，内侧副韧带浅层在屈曲 30°~50°时是松弛的，而外侧副韧带则没有这个效应。②使用多半径的股骨假体。本因素尚存争议。Wang 等的研究认为，单半径的股骨假体比多半径的股骨假体在中度屈曲位时更稳定。Kessler 等研究发现，多半径股骨假体增加了中度屈曲位的内、外翻松弛。这可能是由于多半径假体在中度屈曲位的股骨矢状面曲率半径有较大幅度变小的缘故。③四头肌力量差。完全伸直有扣锁机制，屈曲 90°时伸膝装置紧张，而在中度屈曲位，伸膝装置的束缚效应最差。Saleh 等的研究认为，全膝关节置换术后股四头肌力量恢复到术前的水平需要两年以上的时间。因此，在术后很长一段时间内，股四头肌活动对单轴和多轴设计的股骨假体影响可能不明显。在屈膝时，侧副韧带的前部是紧张的；而在伸直时，侧副韧带的后部是紧张的。在不同的屈曲、伸直位置，侧副韧带不同的束处于松弛和紧张状态。因此多轴的假体设计在屈伸时应该能够激活不同的侧副韧带紧张束，而相应韧带束的松弛会导致相应角度上的不稳定。也有一些研究对比单半径和多半径股骨假体设计，中度屈曲不稳定差别不大。但总的来说，中度屈曲不稳定只与下列三种情况有关：其一，是膝关节韧带结构的切除及保留的韧带本身的松解情况及松弛度。其二，是假体设计，尤其是股骨假体矢状面曲率半径的设计对中度屈曲不稳的影响。同时，不同类型的假体设计同时会关系到韧带的保留与截骨方式。其三，是术中操作技术相关因素，如截骨位置、假体型号选择、平台后倾角、韧带松解程度等。属术者人为因素。以上三者交互影响，读者可在临床操作中慢慢体会。

2.关节线升高

Martin 和 Whiteside 通过尸体 TKA 研究发现，当股骨假体向前向近端移位超过 5mm 会导致中度屈曲不稳定，因此关节线的位置会影响中度屈曲不稳定。升高的关节线改变了屈伸轴的位置，导致后关节囊、后交叉韧带、侧副韧带的松弛，进而出现中度屈曲不稳定。König 等研究结果表明，当屈曲轴升高后，侧副韧带间的距离变短，导致中度屈曲不稳定。在临床中，初次关节置换关节线平均升高为 1~4.3mm。PS 假体由于切除了 PCL，导致屈膝间隙较伸膝间隙增加 2mm（Kadoya Y 等，2001），这就使得股骨远端必须增加 2mm 的截骨才能取得伸直间隙的平衡，造成关节线抬高，从而导致中度屈膝松弛。

3.PS 假体对中度屈曲稳定性的影响

　　Yukihide Minoda 等研究表明,在术中植入 PS 假体后屈曲 30°时关节间隙是松弛的。他认为 PS 假体植入前屈曲间隙松弛可以增加植入后中度屈曲不稳定的风险。Michael B.Cross 等认为,PS 假体股骨远端截骨在获得良好伸直间隙的同时,可以增加冠状位的中度屈曲松弛的发生率。Georg Matziolis 等研究发现,PS 假体使用反向间隙技术获得解剖的力线,可以减少中度屈曲不稳定。反向间隙技术是指,首先截胫骨平台获得一个对称的屈曲间隙,再截股骨远端获得一个对称的与屈曲间隙相等的伸直间隙;股骨假体的旋转用导航系统调整,平行于通髁线,通髁线在术前用 MRI 确定。Kazunori Hino 等研究显示,PS 假体在伸直 0°时的内、外翻稳定性与 10°~20°稳定性呈中度相关,与 30°~80°稳定性无明显相关;而在屈曲 90°位内、外翻稳定时,中度屈曲稳定范围为 60°~80°时呈强相关,40°~50°呈中度相关,20°~30°呈弱相关,10°无相关。结论是屈曲 90°内、外翻稳定,中度屈曲稳定范围更广。

　　见图 2.5.1 至图 2.5.3。

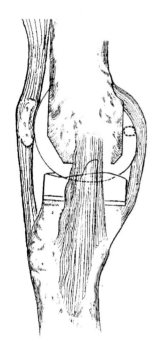 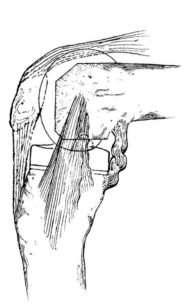 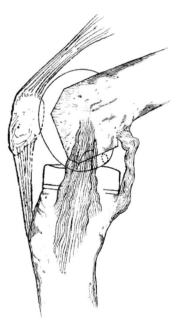

图 2.5.1　PS 假体,试模安装后,伸膝位股骨前滚,MCL 浅层及后束紧张,后关节囊紧张,膝关节稳定性良好。	图 2.5.2　屈膝 90°,股骨后滚,MCL 前束紧张,后关节囊及 MCL 后束松弛,髌骨进入滑车沟,伸膝装置束缚股骨于平台上,屈膝时是稳定的。	图 2.5.3　半屈位,MCL 前后束均处于轻度松弛状态,伸膝装置紧张度也变小,此时内外翻胫骨,可发现股胫关节有不稳定现象。

4.CR 假体对中度屈曲稳定性的影响

由于 PCL 对屈膝稳定性的影响远高于伸膝。保留 PCL 后,屈膝稳定性增强,由于 PCL 止点位于膝关节中线偏内侧,对内侧稳定性的影响权重更大。因此,某些畸形(如导致内侧副韧带松弛的膝外翻),保留 PCL 会弥补内侧副韧带松弛带来的不稳定。(见图 2.5.4)。

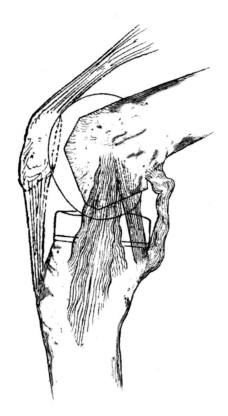

图 2.5.4 上述病例如果保留了 PCL,半屈位时,虽然 MCL 有轻度松弛,但 PCL 紧张,引导股骨后滚并维持半屈位的稳定性,并可增强伸膝力量。

第六节　膝关节风向标:髌骨的平衡

一、髌骨轨迹的影响因素

屈膝开始时髌骨进入股骨滑车部位,随着屈膝角度的加深,髌骨在滑车内向股骨远端滑动,其运动轨迹向内倾斜 7°左右。正常膝关节髌股关节面顶端位于膝关节前后中线平面上,因此置换后的股骨滑车沟也必须位于此平面上。许多表现良好的现代膝关节假体设计均有此类友好型的滑车沟,可以同时满足原髌骨及置换后的髌骨滑动。

如果说稳定和力线是膝关节功能的"体",那么髌股关节就是整个膝关节运动的"魂"。包括良好的设计在内,稳定和力线带来的是"静态稳定基础",而髌股关节才是在这一基础上的"动态功能表现"。膝关节所有的生理功能,都需要股四头肌及髌股关节去实现。膝关节所有的问题,也终将通过髌股关节功能不良体现出来。

膝关节置换术中髌骨的平衡要求较高。初学者往往重视和认识度不够,发现髌骨轨迹不良后往往从髌股关节本身入手去寻找解决方法,如片面地争论是否进行髌骨置换、保留骨床的厚度、是否松解外侧支持带等。须知,髌骨平衡的直接相关因素除了髌骨的位置、髌股关节面的形状、股四头肌和髌腱的角度(Q 角)以及内外侧支持带张力等因素之外,间接影响上述结果的原因几乎包括膝关节所有的异常因素,如股骨假体旋转对线不良、股骨前移、股骨假体型号过大、关节线位置的高低,胫骨平台假体旋转、后倾等位置不佳亦可直接或间接地影响到髌骨轨迹。即,所有导致滑车沟偏离正常位置及对线不良等因素均会导致稳定髌骨运动轨迹的力学机制发生异常。

熟知上述影响髌骨轨迹的原因之后,解决髌骨轨迹不良的方法并不难,如增加股骨假体外旋角度、股骨假体靠外侧植入、保证胫骨假体正常旋转对线等。但在临床实际中最常见的境况是,发现髌骨轨迹不良时,假体型号已定,截骨已完成,所有截骨造成的问题均已不可逆。那么此时即可采用髌外侧支持带松解、髌骨置换的方法来解决,即 A 原因引起的结果可以用 B 方法来纠正。这也许是髌骨置换的最正确的理由之一。置换时采用小一号髌骨、内移植入。同时进行外侧支持带松解、外缘部分切除、下极切除等。上述方法除纠正轨迹不良外,还可同时部分缓解髌骨低位的问题。

二、关于髌骨置换与否

这也是一个学界乐此不疲的争论。

如前文所述,单纯髌骨置换与否的争论实无太大意义。因为影响髌骨轨迹的因素很多,这些因素中,恰恰是置换与否并不占主要地位。那么是否需要置换,Insall 主编的 *Surgery of the Knee* 一书上已有详细叙述(表 2.3)。理论上,所有类型的股骨假体其滑车关节面和同一厂家的髌骨假体吻合度最佳,如果术者操作技术稳定,作者更推崇置换髌骨。不置换髌骨的优点是对于年轻患者,如果需要二期翻修,其髌骨处理更加容易,但前提是髌骨磨损轻微。因此笔者总结一下髌骨置换的原则是:可以换,可以不换;需要就换,换不好不如不换。何为需要换?除 Insall 建议的指征外,髌骨本身或髌骨之外的因素导致的髌骨轨迹不良均可通过松解髌外侧支持带和髌骨置换来解决,即上述的 B 方法解决 A 问题。关于置换原则,我的导师吕厚山教授也总结了一套口诀:宁小勿大,宁内勿外,宁薄勿厚。大小和内外无须解释,关于薄厚的问题,原则上置换后的髌骨厚度不应超过生理状态下的髌骨厚度。有时由于股骨前髁截骨的变化,股骨滑车会发生前移或后移,后移可导致伸膝力量不足;前移则导致髌股关节过度填充,超过 2mm 的过度填充即可出现症状,如轨迹不良、膝前疼痛等。因此,髌骨的厚度应结合截骨后滑车的前后位置做出评估方可获得良好的髌骨轨迹(图 2.6.1 至图 2.6.8)。

表 2.3 髌骨置换与否的指征

	不置换	置换
术前诊断	骨性关节炎	炎症性关节炎
术中所见	Ⅰ、Ⅱ级	Ⅲ、Ⅳ级
髌股关节轨迹	满意	不满意
假体设计	解剖型	非解剖型
年龄	小于 65 岁	大于 65 岁

来源:摘自 Insall,*Surgery of the Knee*。

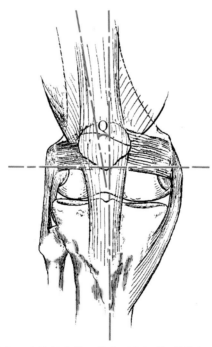

图 2.6.1 正常情况下髌股关节面尖端距内外上髁的距离相等,其外侧关节面较内侧宽,因此髌腱和髌骨稍偏向中线外侧,伸膝时内外侧支持带稍松弛。

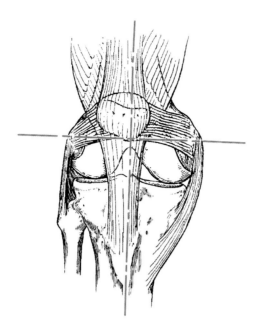

图 2.6.2　屈膝时髌骨位于滑车沟内,沿着股骨中线平面滑动。随着屈膝角度的加大,内外侧支持带逐渐紧张。

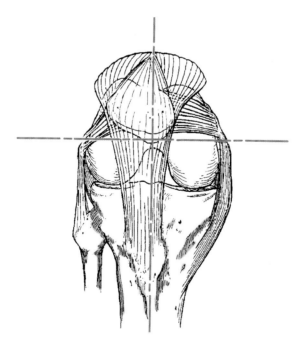

图 2.6.3　随着屈膝角度逐渐加深,髌骨在滑车沟内向下滑动,就像一条绳子在滑轮内滑动,内外侧支持带紧张度增加。

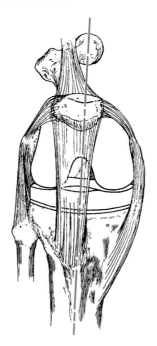

图 2.6.4 股骨关节面正确的截骨有助于维持整个屈膝过程中髌骨的稳定性。股骨假体植入位置正确时，其髌股关节面在屈膝位时垂直于下肢前后轴线。由于股四头肌、髌腱和内外侧支持带的张力，髌骨被限制在与下肢前后面共面的滑车沟内。

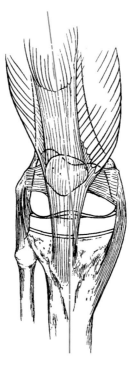

图 2.6.5 伸膝位滑车沟距内外侧上髁的距离相等，处于下肢前后平面内，其关节面垂直于此面。由于整个屈膝范围内胫骨结节位于此屈伸平面外侧，因此髌股关节面外侧产生的压力大于内侧，由此产生髌骨向外侧半脱位的趋势。因此，增大股骨假体外旋角度，具有较深的滑车沟和升高股骨假体外侧翼的假体，有助于防止髌骨向外半脱位。

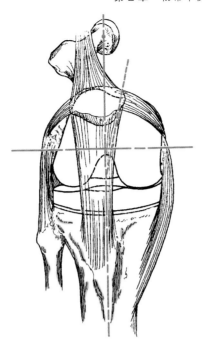

图 2.6.6　非负重位状态下,股骨假体异常内旋使滑车沟内移,导致屈膝位外侧间隙增加,髌骨轨迹倾斜,外侧髌股关节应力增加并外侧支持带紧张。此时胫骨仍位于下肢中线平面上。

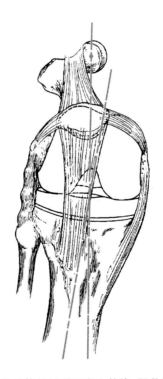

图 2.6.7　负重状态下,胫骨由于内旋股骨假体的导引而发生外旋,胫骨结节外移,Q 角增大,增加了髌股关节外侧的应力,加重了髌骨向外半脱位的倾向。此时胫骨趋向吻合髌股关节的应力,但胫骨和髌骨滑车均偏离了下肢中线的位置。

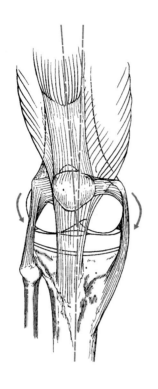

图2.6.8　内旋的股骨假体在伸膝位时,关节在正常的内外翻对线。但内旋导致股骨滑车沟的位置异常,造成内外上髁、髌骨支持带和髌骨偏离正常位置,外侧支持带紧张。导致主动伸膝时髌骨发生向外半脱位的趋势。

　　关于髌骨置换与否,作者有个绕口令跟大家分享:可以换,也可以不换。换就换好,换好了比原来要好,换不好不如不换。髌股关节好不好不是髌骨换不换的问题,但膝关节功能不好多是髌股关节的问题。髌骨骨折和缺血不是问题,关节不稳和髌骨轨迹不良才是问题。远期髌骨假体松动也不是问题,平台松动才是问题。请读者慢慢理解。

三、髌骨置换与髌股关节并发症的处理

　　对于初次置换是否置换髌骨的争论,如果把髌骨置于髌股关节当中考虑,髌骨置换与否的意义会更加清晰。髌股关节异常有多重原因,股骨远端截骨量的大小,股骨假体的位置、型号、旋转,胫骨假体的位置、旋转、垫片厚度等一系列问题,均可导致髌骨轨迹不良及膝前疼痛。而完成截骨后,有些操作已不可逆转,则髌骨置换不失为一种补救方法。表2.4列出了部分典型的失误或操作不当等原因导致的髌股关节症状,均可通过髌骨置换予以解决。

　　股骨外旋不足、膝外翻外侧支持带紧张等原因导致髌骨轨迹不良,首先应松解外侧支持带,大部分髌骨即可得到良好复位。如果复位仍不理想,可同时置换髌骨。使用小一号髌骨内侧植入后,髌骨轨迹会得到明显改善。

　　如果由于假体型号过大或假体前移导致前髁截骨量不足,造成髌股关节过度填充,屈膝时会出现髌骨轨迹不良,假体前移可出现屈膝间隙松弛,型号过大则导致屈膝间隙也紧张。如果股骨假体型号过大,可选择小一号假体,去除前髁骨质植入假体,髌骨轨迹即可得到改善。如果改善仍不理想或假体型号正确而截骨不当导致股骨假体前移(前髁截骨量不足),此时屈膝检查会发现屈膝间隙松弛,如果加厚平台垫会导致伸膝间隙紧张,则同时可行适量股

表 2.4　可以通过髌骨置换解决的问题

原因	症状或体征	解决方法
关节线抬高	髌骨低位、撞击	切除髌骨下极、置换髌骨、小一号、上移
股骨外旋不足或内旋	髌骨轨迹不良、半脱位	松解外侧支持带，置换髌骨，小一号髌骨，内移
股骨髁型号过大	髌股关节过度填充、轨迹不良	松解外侧支持带，置换髌骨，骨床减薄
股骨假体前移	髌股关节过度填充、轨迹不良	松解外侧支持带，置换髌骨，骨床减薄
前髁 Notch	伸膝无力、弹响	置换髌骨，骨床加厚
胫骨平台旋转不良	髌骨轨迹异常	置换髌骨，调整髌骨大小及位置

骨远端追加截骨而改善伸膝间隙。代价是关节线升高。如果髌骨半脱位现象仍然存在，则可置换髌骨，保留骨床厚度减薄，使置换后髌骨总厚度低于原髌骨厚度，髌股关节过度填充现象缓解，髌骨复位。此时同样可采取小一号髌骨或髌骨内移的方法。

　　低位髌骨多见于高度屈曲挛缩病例，因股骨远端追加截骨过度导致。屈膝时髌骨撞击垫片及轨迹不良。补救的方法是，将髌骨下极切除，置换髌骨，选择小一号髌骨上移植入，此时屈膝髌骨撞击现象即可得到缓解（图 2.6.9 至图 2.6.16）。

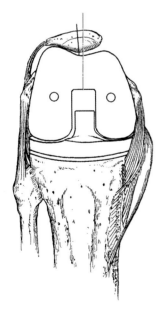
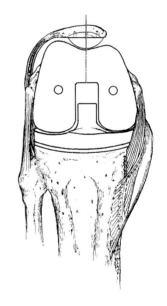
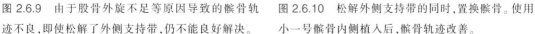

图 2.6.9　由于股骨外旋不足等原因导致的髌骨轨迹不良，即使松解了外侧支持带，仍不能良好解决。

图 2.6.10　松解外侧支持带的同时，置换髌骨。使用小一号髌骨内侧植入后，髌骨轨迹改善。

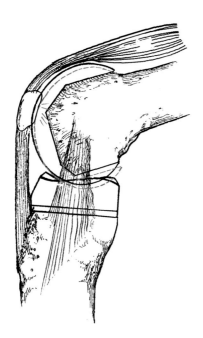

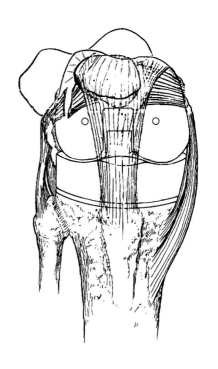

图 2.6.11　由于假体型号过大或假体前移导致前髁截骨量不足,由此造成髌股关节过度填充,屈膝时出现髌骨轨迹不良,假体前移可出现屈膝间隙松弛,型号过大则导致屈膝间隙也紧张。此时髌股关节张力增高,表现为屈膝时髌骨向外半脱位(红色虚线应为假体正常位置)。

图 2.6.12　如果屈膝间隙松弛,此时加厚平台垫会导致伸膝间隙紧张,而髌骨半脱位现象加重。

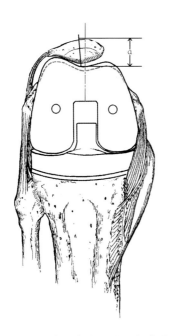

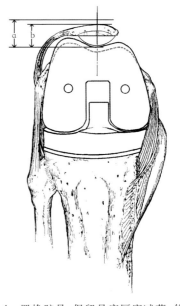

图 2.6.13　髌骨正常厚度为 a,由于假体前移,屈膝位可见髌骨轨迹不良。

图 2.6.14　置换髌骨,保留骨床厚度减薄,使置换后髌骨总厚度 b 低于原髌骨厚度 a,髌股关节过度填充现象缓解,髌骨复位。此时同样可采取小一号髌骨或髌骨内移的方法。

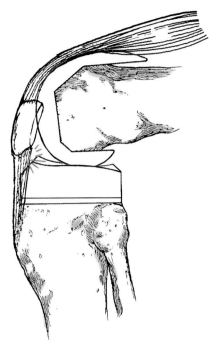

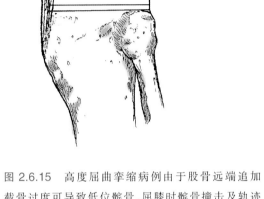

图 2.6.15　高度屈曲挛缩病例由于股骨远端追加截骨过度可导致低位髌骨,屈膝时髌骨撞击及轨迹不良。

图 2.6.16　将髌骨下极切除,置换髌骨,选择小一号髌骨上移植入,此时屈膝髌骨撞击现象可适当缓解。

第 3 章

膝关节常见畸形的软组织松解

总 则

膝关节畸形的矫正包括两方面:截骨和韧带平衡。二者互为补偿,得到一个力线正常、稳定、功能良好的膝关节。为使膝关节在屈伸各角度内获得正常的对线,准确的截骨是前提。然后,通过对畸形的判断及屈伸位检查关节稳定性及韧带紧张度进行评估,确定哪些韧带发生了挛缩,从而有针对性地进行松解,方可恢复正常的关节功能。

原则上,起止点位置越接近股骨远端或内外上髁附近的韧带,越同时影响屈膝和伸膝的稳定性,如内外侧副韧带。松解这些韧带可以同时改变屈伸间隙。起止点位置距内外上髁较远的韧带,或影响屈膝,或影响伸膝。如外侧的髂胫束对伸膝影响显著,而腘肌腱则主要影响屈膝。这些韧带止点以通髁线为屈伸轴分界,即韧带附着点偏通髁线前方的部分会影响屈膝稳定性,附着点偏后的部分则会影响伸膝稳定性(如内侧副韧带深层的前后束)。对于韧带平衡,不同术者因习惯及观点不同而进行的软组织平衡方法可有细微差别,但总的原则是不变的。在掌握原则之后,在对膝关节韧带功能原理和下肢生物力学原理充分理解的前提下逐渐完善自己习惯的操作方法。

膝关节畸形有多种,主要包括内翻、外翻、屈曲挛缩、膝反张、强直膝等几大类。但任何一种畸形都不是孤立存在的。如膝内翻可能合并屈曲挛缩,膝外翻可能合并反张或屈曲挛缩,屈曲挛缩外侧松解不够、伸直后会发生外翻等。并且,所有同类畸形严重程度及病理变化也不尽相同,如相同的畸形依照病变程度不同可能有骨赘增生、可能有骨缺损、也可能有韧带挛缩或松弛等不同程度的病理变化。

膝关节的畸形要用立体的、三维的角度去考虑。比如力线的问题,力线不正常的情况不但包括冠状位,可能还有矢状位、旋转的问题等。一定要注意进行详细的体格检查,避免二维X线片带来的假象和局限。此外,膝关节畸形需要放到整个下肢或全身去考虑。畸形的关节除目标关节外,是否有关节外的问题,是否有同侧髋关节、踝关节等问题被忽略,还有对侧下肢的问题需要考虑等。除下肢外,脊柱的问题,如侧弯及骨盆倾斜,是否有椎管狭窄等,都可能对关节畸形的成因、手术及术后远期效果造成影响。

第一节　罗圈不圈：膝内翻

一、膝内翻的病因及病理

膝内翻(varus knee)的成因如本书第 1 章所述，下肢力线通过胫骨平台内侧，相对于活动范围和幅度较大的外侧间室，内侧以旋转和支撑为主要功能。在整个膝关节屈伸运动中，股骨髁以内侧平台为纵轴完成旋转，以上髁轴(通髁线)为轴完成屈伸，以交叉韧带的引导和侧副韧带及关节面半月板的限制完成后滚。站立和运动时内侧平台的负重更多，可达整个膝关节负重的 65%或更多。因此，如果膝关节发育正常，关节退行性病变则以内侧磨损为主要特征，内翻也就成为临床上膝关节退行性病变最常发生的畸形。其主要表现是下肢力线异常，股胫关节内翻成角(<4°)，畸形严重者下肢力线可落于内侧关节面范围之外。

膝内侧的稳定结构是一个复杂的机制，屈膝和伸膝状态下内侧副韧带(MCL)前后不同束的紧张度依序变化。内翻畸形发生后，韧带改变包括：MCL、后内侧关节囊和后交叉韧带、半膜肌、半腱肌等肌腱挛缩或粘连，严重者可导致外侧韧带结构的拉长，外侧关节间隙增宽及股胫关节移位。由于内侧副韧带的挛缩，胫骨常位于内旋位。骨性结构改变包括内侧关节间隙破坏、平台塌陷、内侧关节边缘骨赘增生等。髌骨则因力线的改变而发生半脱位、髌股关节磨损及关节边缘骨赘增生。要知道，膝内翻并非单纯冠状面上的内翻成角，而是包括内翻、内旋以及屈曲挛缩在内的整个三维结构的改变。当遇到膝内翻时，术者在矫正畸形前首先要弄清下列四点：

- 是否合并胫骨内旋。
- 是否合并屈曲挛缩。
- 是否合并内侧平台缺损。
- 是否合并外侧结构拉伸。

上述病变大体随着膝内翻的严重程度而序贯出现，膝内翻由于内侧结构应力及炎症等原因产生疼痛，微屈膝关节可以减轻后内侧结构的应力而缓解疼痛，长期如此则会导致不同程度的屈曲挛缩。但骨关节病的屈曲挛缩大都不超过 30°，矫正起来并不难。同时，膝内翻畸形发生后，由于膝关节后内侧结构的挛缩常常导致屈曲挛缩及胫骨内旋的发生。胫骨发生内旋后，由于行走及步态的需要，患者需要外旋整个下肢以保证双足的方向。因此，在站立位时，胫骨是相对内旋的，但整个下肢是外旋的。在站立位摄片时，畸形越重，冠状位平片参考价值越低。胫骨内旋和屈曲挛缩常常造成内翻角度增加的假象，此时切不可在 X 线片上规划截骨的角度及截骨量，因其内翻角度中有屈曲挛缩及胫骨旋转的成分参与其中。须在术中充分松解内侧结构，将胫骨内旋及屈曲挛缩纠正后再进行定位及截骨。长期的屈曲及内翻应力，导致平台内侧后方磨损，严重者发生骨缺损及平台后内侧角断裂，游离骨块粘连在内侧副韧带上。缺损导致内翻进一步加重，逐渐出现外侧软组织结构的拉伸及外侧不稳。

　　以上四种情况可以单独出现,也可以组合出现,内翻越重,合并的畸形越多。因此,面对一例膝内翻患者,一定要检查膝关节是否合并上述四种情况及合并程度,考虑到以上四点,才能更好地矫正畸形。因上述原因导致的不同屈伸角度下内侧韧带的挛缩程度及部位均不同,需要在伸直和屈曲 90°下测试关节间隙大小及稳定性,以便对内侧结构进行针对性的松解以获得正常的屈伸间隙及内外侧平衡。

　　见图 3.1.1 至图 3.1.6。

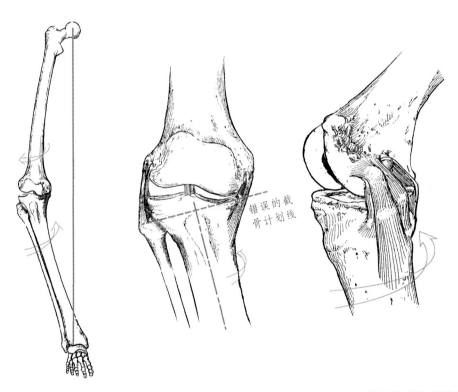

图 3.1.1　膝内翻的力线落于膝关节内侧,其对线不良主要由于内侧关节面破坏,内侧结构挛缩,胫骨相对于股骨发生内旋合并屈曲挛缩。在站立位摄片时,整个下肢外旋导致膝关节正位常常被摄为外旋位,造成内翻角度增加的表象。图中所示的股骨生理性弯曲为下肢发生外旋所致。畸形越大,胫骨内旋越显著,冠状位力线越不准确,因此不宜在旋转较重的 X 线片上规划手术应截骨的角度及截骨量,因其内翻角度中有屈曲挛缩及胫骨旋转的成分参与其中。

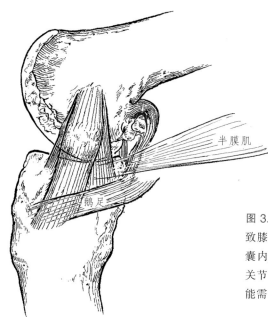

图 3.1.2　膝内翻时内侧软组织结构显示，因内翻导致膝关节内侧韧带结构发生挛缩或粘连，包括关节囊内结构，如内侧副韧带、后交叉韧带和后关节囊，关节囊外结构如鹅足、半膜肌等。在矫正膝内翻时可能需要根据屈伸间隙的大小进行针对性的松解。

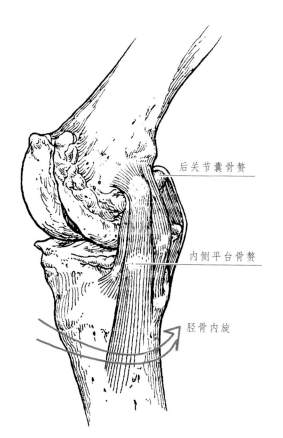

图 3.1.3　膝内翻包括关节多部位的磨损、增生、缺损和韧带的粘连，骨性结构改变多由胫骨平台内侧缺损造成，而股骨远端关节面磨损相对较轻。内侧关节间隙变窄后内侧副韧带深层和浅层挛缩而发生内翻及内旋。内侧结构的挛缩及后关节囊骨赘增生还可导致不同角度的屈曲挛缩形成。因此，在矫正畸形时必须考虑到这些病理改变，在内侧结构松解之前，术前所做的股骨及胫骨截骨计划线可能是错误的。

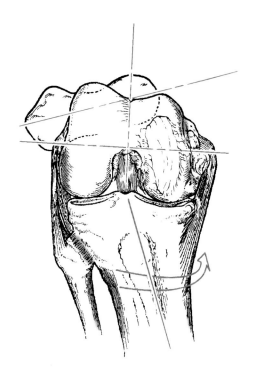

图 3.1.4　屈曲位的力学异常与伸直位相似。内侧胫骨平台的缺损导致胫骨发生内翻及内旋，股骨前后轴（Whiteside 线）相对于胫骨长轴向内侧倾斜。内侧副韧带深层和浅层挛缩，后交叉韧带内侧束也常常挛缩。股骨髁间窝骨赘增生会使前后轴线定位困难，但后交叉韧带的外侧边缘将始终位于髁间窝的中心，在 TKA 手术中可作为 Whiteside 线的定位标志。

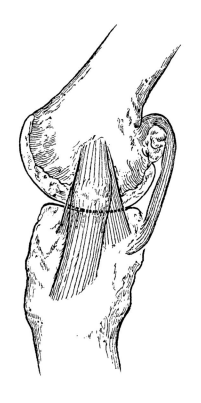

图 3.1.5　骨赘有可能使内侧副韧带和关节囊变形并粘连而引起屈膝挛缩。由于骨赘的存在，韧带松解后不能充分发挥其正常功能。因此，在基础的韧带松解完成之后，应首先切除相关部位的骨赘以更好地体现韧带松解的效果，再根据情况进行进一步松解。这样做可避免广泛韧带松解后再切除骨赘可能引发的韧带过度松弛现象。

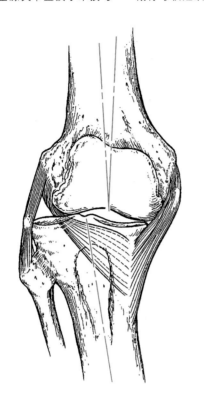

图 3.1.6　膝内翻的胫骨常常发生向外侧半脱位,外侧间隙加大,外侧结构拉伸。腘肌止点向近端和外侧移位,腘绳肌群紧张挛缩后,会加重胫骨的内旋状态。膝内翻的关节置换术中,需要将内侧结构松解至与外侧相等的长度,在内侧结构松解完成后,胫骨向外半脱位的状态即可恢复,腘绳肌群紧张随之消失。

二、手术入路

　　膝内翻关节置换的手术显露,很大程度上取决于术者的操作技术。内侧入路无论是髌旁内侧入路(parapatellar)、经髌骨入路(transpatellar)、股肌下入路(subvastus),还是股肌间(midvastus)入路,重要的都是要注重操作细节。目前大部分术者初次置换还是以髌旁内侧入路为主,其他入路包括小切口入路在流行一段时间后已渐趋稳定。少数显露困难的病例,如肥胖、纤维性强直等,附加一个股直肌横切(snip)即可解决(参见图 3.5.1)。

　　皮肤切口均应偏向胫骨结节内侧 1cm 左右,无论采用何种关节切开方法,均应注意在胫骨结节内侧(髌腱侧)预留约 0.5cm 的关节囊纤维组织瓣以利于术后缝合,并保护髌腱在关节屈曲外翻髌骨时不至于从止点上剥离。切开伸膝装置和关节囊后,于胫骨内侧骨膜下松解内侧结构至半膜肌腱止点附近,剥离范围为自胫骨内侧边缘下方 3cm 左右。注意保持关节囊和 MCL 深层为一个完整的袖套状结构。开始切开关节囊后应使用电刀自骨表面剥离,然后应用骨膜剥离器完成剥离。如此操作才能使骨膜、关节囊等组织保持完整的一体化。如果完全使用手术刀进行剥离,会在骨膜上造成许多纵行的小口,破坏内侧结构的完整性。同时,剥离方法不当也会加重术后缝合困难并导致局部积液,增加感染风险。

　　松解显露完成后屈膝,此时胫骨平台会发生轻度外旋,髌骨即可很容易外翻,显露整个关节。对于大多数膝内翻来说,上述松解过程可作为一个标准的操作程序。对于畸形严重者,可进一步向胫骨远端及后内侧适当延伸松解以延长内侧结构。注意尽量不要伤及半膜肌附着点,以免术后出现后内侧结构不稳甚至发生膝反张(图 3.1.7)。

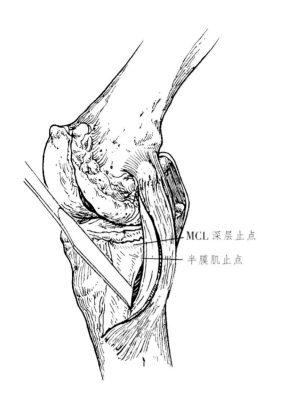

MCL 深层止点

半膜肌止点

图 3.1.7　手术入路:用骨膜剥离器将内侧的关节囊组织连同骨膜一起从胫骨表面上分离,保持骨膜、关节囊等组织为一个完整的袖套状。这样的松解在严重的膝内翻畸形中可一直延伸到胫骨后方的半膜肌腱止点。此步骤既完成了关节显露,又初步松解了内侧结构。松解充分的标志之一是胫骨平台发生了外旋。剥离过程中可顺便去除平台边缘骨赘以利显露。

三、常用截骨定位参考标志

1.股骨定位参考标志与截骨

(1)伸膝位。主要定位参考标志为股骨髓腔(解剖轴)。当股骨远端关节面截骨角度相对于股骨髓腔为 5°~7° 外翻并垂直于胫骨长轴时,膝关节线平面则垂直于下肢力线并近似平行于股骨通髁线。部分膝内翻病例 X 线片上可见股骨的弯曲程度稍大,可能是摄片时股骨发生外旋所致,应注意与股骨近端内翻相鉴别。

(2)屈膝位。主要用于股骨旋转定位测量及股骨髁型号的确定。异常的内外翻对线不但影响股骨和胫骨长轴的对线,也会导致髌股关节在屈膝和伸膝位均发生对线不良。屈膝位对线的解剖定位标志包括股骨后髁线、通髁线和股骨前后轴线(Whiteside 线)。大多数初次膝关节置换术均采用后髁线作为旋转定位标志, 在股骨关节面未发生严重破坏或即使已发生了破坏时,股骨后髁在大多数情况下仍保持相对完整,后髁线仍可作为一个可靠的旋转对线标志。但有时后髁关节面伴随股骨远端关节面发生了显著破坏,或因发育不良(更常见于膝外翻)、翻修等原因而不能作为一个可靠的旋转定位标志时,通髁线可用于旋转定位标志。但许多病例的通髁线解剖特征模糊使其不能作为一个可靠的旋转定位标志。这种情况下,股骨前后轴线,即股骨髁间窝中心到股骨滑车沟最低点的连线(Whiteside 线)可作为可靠的旋转定位轴线。这条线位于股骨中央矢状面,通过髋、膝、踝关节中点平分下肢内外侧。垂直于股骨前后轴线进行截骨,则截骨面垂直于下肢力线所在的矢状面。如果术中通过一条轴线作为旋转定位标志不完全可靠或术者对其不十分确定,建议将上述三条线同时在术中标出,互相验证,力求定位准确。

(3)屈伸间隙法对线。20世纪70年代,随着PS假体发展而来的屈伸间隙法用于股骨假体的旋转对线仍可使用,前提是定位前应将股骨和胫骨边缘增生的骨赘去除,挛缩的韧带松解,使屈膝间隙达到基本平衡后方可进行,否则容易引起旋转异常。近年也有公司推出新设计的间隙撑开器用于股骨侧假体的旋转定位及型号选择(参见第2章第二节,图2.2.1)。无论是以股骨后髁及通髁线、Whiteside线定位的解剖标志参照法还是间隙撑开法,股骨假体的最终截骨定位最终应该是相同的。

(4)股骨假体型号的确定。股骨假体型号大小的选择及前后位置非常重要,股骨远端截骨确定伸膝间隙和关节线位置,而股骨型号的大小、前后位置及外旋角度的确定将同时影响屈膝间隙和髌股关节。型号过大会造成屈膝间隙偏小,位置偏后除造成屈膝间隙小之外,还会前髁出现台阶(notch)。反之则会造成屈膝间隙大和髌股关节过度填充。当髌股关节填充厚度超过原来的2mm时,即可出现髌骨轨迹不良和术后膝前疼痛等症状(图3.1.8和图3.1.9)。

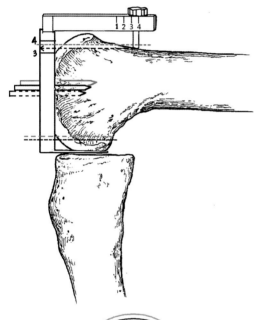

图3.1.8 使用后髁触脚确定股骨内外后髁的位置,利用后髁线确定股骨假体的旋转(即屈曲位内外翻对线)。测量股骨外髁前皮质(恰好位于关节面近端)到股骨后髁关节面之间的大小,确定假体型号。安装截骨导板,如果测量为整号,截下的骨质厚度应与所安装的假体厚度相等,前髁截骨面与股骨前皮质平行。如果测量位于两号之间,一般选择接近号或小号,如果选择小号,假体应稍前移以避免前髁出现台阶。选择大号的前提是内外髁不能超覆盖,前髁不能截骨过少而导致髌股关节过度填充。

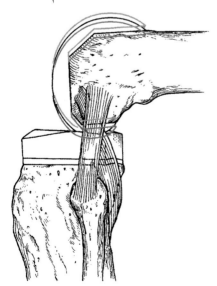

图3.1.9 无论是前参照还是后参照,一旦假体型号确定,二者选择的截骨位置应该是一样的,即假体只应有一个位置。如果测量处于两号之间,在使用PS假体时,由于PCL切除后屈膝间隙会有少量增加,此时可以调整假体后移,减少后截骨而仍可取得正常的屈曲间隙。或选择大一号的假体,保持前髁截骨量不变而减少后髁的截骨量(即所谓前参照)。如果使用CR假体,两号之间选择小号的概率增高,屈膝间隙由于PCL的存在不会增加,必须通过等量截骨获得。无论是PS还是CR,假体的位置及型号既要保证屈膝间隙,也要保证前髁截骨量不能过少导致髌股关节过度填充,轻微的前髁台阶(notch)反而并不可怕(多数假体的前翼都有3°或5°的仰角,一定程度的增加截骨可减少台阶的发生)。

2.胫骨定位及截骨

胫骨平台截骨定位有髓内及髓外两种,因其力学轴线与解剖轴线相同,髓内和髓外差别不大。冠状位截骨面垂直于此轴线即可,具体操作时保持胫骨定位杆与胫骨嵴前皮质平行。注意胫骨截骨平面的厚度及根据屈伸间隙适当调整矢状位胫骨平台后倾角大小(一般为 4°~7°),同时调整胫骨截骨正确的旋转位置(胫骨结节内侧边缘)。由于内翻造成内侧平台磨损程度不同,注意不能以过度增加胫骨截骨厚度来迁就内侧平台最低点的位置, 否则对于一些内侧平台磨损严重者可因截骨过多引发诸如平台面积过小、外侧结构(髂胫束止点)损伤等一系列问题。对于胫骨平台缺损,文献建议的修复原则是:小于 5mm 的缺损用骨水泥填充,5~10mm 的缺损则需要植骨,缺损大于 10mm 者最好使用金属垫片或行自体或异体结构骨移植解决(图 3.1.10 和图 3.1.11)。

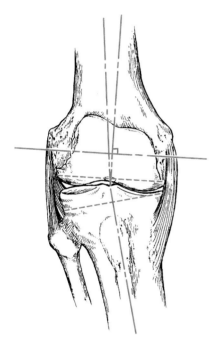
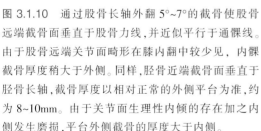
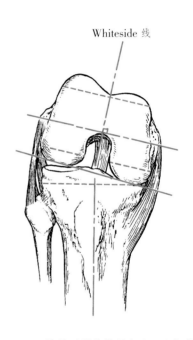

图 3.1.10 通过股骨长轴外翻 5°~7°的截骨使股骨远端截骨面垂直于股骨力线,并近似平行于通髁线。由于股骨远端关节面畸形在膝内翻中较少见, 内髁截骨厚度稍大于外侧。同样,胫骨近端截骨面垂直于胫骨长轴,截骨厚度以相对正常的外侧平台为准,约为 8~10mm。由于关节面生理性内倾的存在加之内侧发生磨损,平台外侧截骨的厚度大于内侧。

图 3.1.11 股骨前后髁的截骨角度 (即假体的旋转定位)多以后髁线为参考,大多数膝内翻的病例股骨后髁线保持正常 3°的内旋倾斜, 可以作为屈曲位股骨前后髁截骨的参考线。以此线为基准的 3°~5°外旋截骨即可得到正确的股骨前后髁截骨面。此截骨面垂直于股骨前后轴(Whiteside 线)并平行于通髁线。与股骨长轴相似, 股骨前后轴线也可作为一个可靠的截骨对线标志。对于髁间窝增生、磨损等导致定位不明显的病例, 这一轴线可以通过滑车沟的最低点与后交叉韧带外侧边缘的连线来确定。垂直于前后轴线的截骨面也同时平行于通髁线。胫骨长轴作为胫骨近端截骨的参考定位线,从胫骨前面观,截骨面应垂直于胫骨长轴。从胫骨侧面观,截骨面应有 4°~7°的后倾角。

四、胫骨平台内侧缺损的处理

胫骨平台内侧缺损多见于一些严重内翻的病例。术前如发现严重内翻畸形,尤其是膝关节有半脱位的病例,应注意胫骨平台骨缺损的可能,这在膝关节侧位片上比较容易看清。由于内翻导致胫骨发生内旋,X线片常常发生旋转导致缺损不易被发现。一般情况下,缺损常位于胫骨平台中线偏后的位置,长期、反复磨损可导致平台后方应力性骨折并形成巨大的游离骨块隐藏在平台后方的关节囊中,术中应注意小心清除,避免损伤侧副韧带。

Anderson 骨科研究所的骨缺损分类及建议处理方法见表 3.1。其分类比较适合于翻修手术的缺损重建,偏重于假体的使用。还有一种 Vince 报道的分类方法如表 3.2 所示。该方法与 Anderson 分类相似,但在描述方法和治疗原则上更简单,分类更偏向于初次置换。由于初次置换缺损多比较小,韧带稳定性受损也轻,重建偏重于缺损本身更多些。由于临床病例的情况多种多样,知晓原则,给术者充分的发挥空间可能更有意义。

骨缺损分包容性缺损与非包容性缺损,根据作者的经验,初次置换的包容性缺损多来源于平台骨质的囊性变,一般不大,填充松质骨或骨水泥即可。而非包容性缺损多因严重畸形的磨损导致,处理方法有三种选择。

(1)骨水泥填充。5mm 以内的中心或边缘缺损,但缺损范围局限(平台 1/4 以内或更小范

表 3.1 Anderson 骨科研究所骨缺损分类

类型	缺损程度	治疗方法
I	干骺端骨质完整,骨缺损小,不影响假体固定的稳定性	标注无柄假体
II	干骺端骨质有破坏,松质骨缺损,可涉及: a.一侧平台 b.两侧平台	组合式增强假体或植骨,恢复关节线和稳定性
III	较大的干骺端缺损,涉及一侧或两侧平台的主要部分	大块结构植骨,定制假体或铰链假体

来源:Engh GAParks NL. The management of bone defects in revision total knee arthroplasty. Instr Course Lect 1997;46:227-236。

表 3.2 Vince 骨缺损分类

缺损类型	治疗方法	评价
包含型	骨水泥、自体微粒植骨或异体骨片	囊性变多见,初次置换不需要异体骨
非包含型	组合式垫块假体	骨床血运良好时可自体植骨内固定,使用垫块不得不去除更多残余骨质
大块缺损	大块异体植骨	多见于翻修,初次置换少见;可考虑肿瘤或定制假体
干骺端、骨干缺损	打压植骨	肿瘤或定制假体

来源:Vince KG,Revision knee arthroplasty. In:Chapman MW,ed. Operative orthopaedics,2nd edition. Philadelphia:JB Lippincott Co,1993;1981-2010。

围的缺损)不影响整个平台的安放及固定。骨床硬化,无法为植骨提供可靠血运。缺损过深可导致骨水泥块过大,不利于假体稳定。可采用植入数枚皮质骨螺钉后再植入水泥的所谓"钢筋混凝土"方法。(见图 3.1.17 和图 3.1.18)。

(2)**结构植骨**。平台截骨后仍有约 10mm 或更大范围的缺损(超过平台面积的 1/4 或 1/3)。植骨需满足三个条件,即:有血运的骨床、足够量的自体结构骨和植骨必须固定。固定后最好使用延长柄。适用于缺损面积大但骨床血运良好者。高度硬化的骨面必须再次打磨切割,否则不建议植骨。植骨后可根据情况选用小一号平台假体偏外放置,以减轻缺损部位承重负担。(见图 3.1.13 和图 3.1.14)。

(3)**楔形或矩形垫块**。缺损范围大并且自体植骨质量不良或内侧软组织结构松弛需要使用 CCK 假体时使用,须结合延长柄使用。截骨后缺损在 10mm 以内 (大部分厂家的垫块为 5mm 和 10mm 两款,部分国产厂家有 15mm 垫块)。由于所有设计的金属垫块均为占平台面积 1/2 的楔形或矩形,因此,若想植入垫块,需要去除内侧更多骨质以适合垫块形状。范围较大 (接近 1/2 平台面积)的缺损最适合使用金属垫块,植入时不必再去除大量平台承重骨。有时骨缺损范围小时,安装垫块去除的骨量远大于缺损量,反倒不值得。(见图 3.1.9 和图 3.1.20)。

以上三种骨缺损的适应证会有部分重叠,术者可根据自己的经验,参考表 3.1 和表 3.2 的建议及实际情况并结合假体使用等条件选择应用。如骨床硬化者不适合植骨,缺损非常局限的情况,即使大于 5~10mm,只要有皮质骨存在,仍可能选择松质骨填充。范围局限但较深的缺损,有时采用"钢筋混凝土结构"(骨水泥加皮质骨螺钉混合)固定而非垫块植入,对于高龄、经济条件有限的患者,不失为一种便捷有效的选择。(见图 3.1.12 至 3.1.20)。

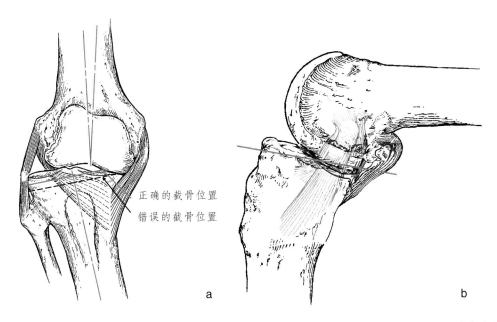

a　　　　　　　　　　　　　　　　　　　b

图 3.1.12　(a)严重内翻可导致韧带松弛及膝关节侧方半脱位。内侧平台的缺损较大时,截骨厚度仍应按常规厚度进行适当加减,切不可在缺损的最低位置进行截骨,否则可导致侧副韧带止点的损伤,胫骨平台假体型号缩小及骨床载荷能力的急剧降低。同时,由于胫骨平台的相对内旋,正位片上计划的截骨角度及厚度有可能不准确,应以术中软组织松解后的测量定位结果为准。(b)注意平台缺损多位于内侧平台后方,在侧位 X 线片观察可能更明显。

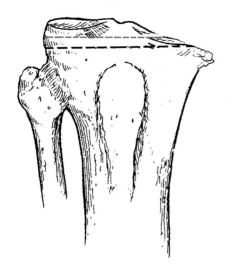
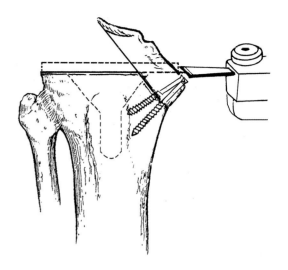

图 3.1.13 胫骨平台缺损较深时，平台截骨位置不可以缺损最低点为准，而应以相对正常侧为基准进行测量截骨，适量加减（红色为截骨线，黑色为错误截骨线）。截骨时力争定位测量准确，一次完成截骨，这样截下的骨块厚度便于内侧缺损的植骨所用。

图 3.1.14 将内侧缺损部分修整出规则的平面，显露相对正常的骨床。将截下的外侧骨块贴于内侧缺损处，先用克氏针预固定，然后将多余的骨质截除。确认合适后再用拉力螺钉固定植骨块。注意调整螺钉位置使之不接触假体侧翼和延长柄。平台可以选稍小一号或适度外移，有条件最好选择延长柄以分散植骨块应力，植入时避免柄与螺钉直接接触。

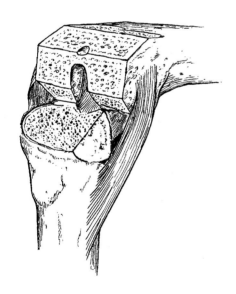
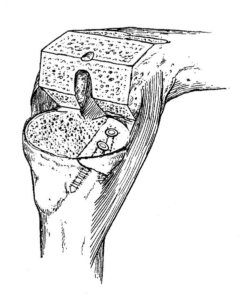

图 3.1.15 在保证骨量的前提下，骨床尽量修整平，露出松质骨骨床，以保证植骨块最大限度地接触及良好血运。

图 3.1.16 过大的缺损植骨时最好使用延长柄。如果螺钉位于金属平台下方，应将螺钉头埋入骨质下2mm，使其不与金属平台直接接触。

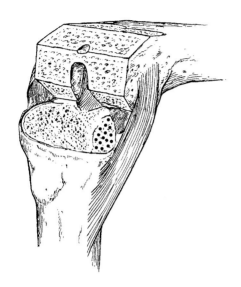

图 3.1.17　小范围缺损尤其是骨床硬化明显者,可在缺损的硬化面上直接钻孔,用骨水泥填充固定即可。

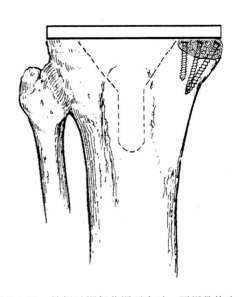

图 3.1.18　缺损过深但范围不大时,可用数枚皮质骨螺钉植入缺损部位,骨水泥填充,做成"钢筋混凝土"结构以加固过大的骨水泥块。

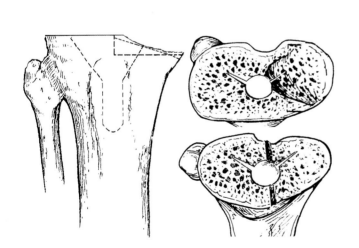

图 3.1.19　缺损范围超过平台面积 1/3 甚至 1/2 且深度超过 5mm 时,可使用金属垫片植入,使用垫块截骨导板将根据缺损大小及深度将平台修整成楔形或矩形。

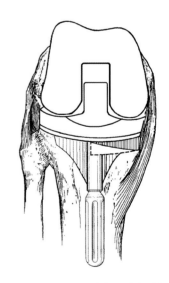

图 3.1.20　选择楔形或矩形金属垫块植入,金属垫块必须结合延长柄使用,如有韧带不稳的情况,则需要使用髁限制型(CCK)假体,此时则股骨也需要加延长杆以确保假体的稳定性。

五、膝内翻的韧带平衡方法

1.基本程序及操作方法

全膝关节置换的截骨以及韧带松解的顺序和程度很重要。原则上,使用 PCL 保留型假体可先行截骨后再行韧带平衡。使用后稳定型假体或关节畸形较重者,宜先行韧带平衡再行截骨,截骨后再行局部韧带平衡的微调。国内接受关节置换的患者膝关节畸形多较严重,后稳定型假体使用较多。韧带松解尤其是胫骨内侧的韧带松解,一方面有助于显露,另一方面有助于骨赘的清理以利截骨,而骨赘切除后又有助于体现韧带松解的效果以及进行韧带平衡的评估并决定下一步松解。在骨赘未被清理之前,不宜进行过大的韧带松解,否则有可能发生骨赘清除后韧带松弛现象。

初学者切忌通过增加截骨量甚至改变截骨角度来矫正畸形和间隙不平衡。例如当屈曲挛缩畸形存在时,只有在韧带平衡完成后,方可进行股骨远端追加截骨以矫正残余畸形。否则,追加截骨后再进行韧带松解,会造成伸膝位松弛,过度的截骨本身即可造成侧副韧带附着点的损伤。

具体操作主要分为两大步骤:①截骨前的显露及基础松解。在关节显露的过程中,适当进行内侧副韧带的松解并清除某些关键部位的骨赘,如胫骨平台内侧、股骨后髁内外侧角等(MCL 及腘肌腱下方),这样在充分显露关节的同时,又部分松解了挛缩的结构。然后根据解剖定位标志完成正确的截骨。②截骨后的补充松解。正常的伸直及屈曲位截骨完成后,清理胫骨平台内侧以及后关节囊特别是股骨后髁骨赘,安装假体试模评估伸直位下肢力线及内外翻稳定性、屈曲位内外翻稳定性及髌骨轨迹。如果发现有不平衡现象,则判断不平衡的原因及部位,进行针对性的补充松解。如内侧副韧带(深层和浅层)近端止点位于股骨内上髁的广泛区域。后方的斜行束跨过胫骨内侧的扇形区与半膜肌腱腱鞘相交织,伸膝时发生紧张。前束止于胫骨内侧前方的扇形区,在屈膝时发生紧张而伸膝时松弛。后关节囊在屈膝时松弛,只在完全伸直时紧张。腘肌腱紧张可引起膝关节在屈曲 60°~90°时的外侧间隙紧张,可在后外侧股骨髁骨赘的清除后适当进行股骨侧腘肌腱止点的松解等。

关于骨赘的赘述。关于骨赘的处理问题,这里有必要特别阐明一下。有些术者认为骨赘不必过于清理干净,以免影响间隙平衡。这是一种错误且愚蠢的观点,如果是因为骨赘的去除导致间隙不平衡,其原因是松解顺序和松解程度的错误,而非骨赘去除与否本身。骨赘的存在一是影响韧带松解后长度的释放,二是影响屈伸过程中韧带的滑动性及顺应性,三是骨赘的存在影响假体安放定位的准确性。一般来讲,影响韧带平衡的骨赘有四处:①内侧副韧带附近的骨赘,分别位于内侧胫骨平台边缘和股骨内侧髁 MCL 下方。由于内翻时此处关节面应力最大,增生最为明显,对内侧副韧带紧张度的影响也最大。②腘肌腱止点下方的骨赘,位于股骨外髁边缘腘肌腱止点下方及胫骨平台后方腘肌腱交汇处。影响屈膝的外侧紧张度(外翻更多见)。③后关节囊骨赘,对伸膝有一定影响,来源为后内侧髁骨赘、后外侧增生的籽骨,后方游离体,严重内翻偶见后内侧平台磨损断裂的游离骨块附着于后内侧关节囊。④髁间窝骨赘,位于 PCL 周围的股骨侧及胫骨止点附近,比较隐蔽。对于保留 PCL 的假体清理后对 PCL 的松解非常重要。

因此,骨赘的去除结果是只恢复了韧带的生理长度和限制性而已,不必担心发生韧带松弛。如果因去除骨赘导致韧带出现松弛或间隙不平衡了,只能说明两个问题:一是之前未预先去骨赘而直接进行了过度的韧带松解,二是截骨不当(过多)伤及韧带止点。

见图 3.1.21 至图 3.1.27。

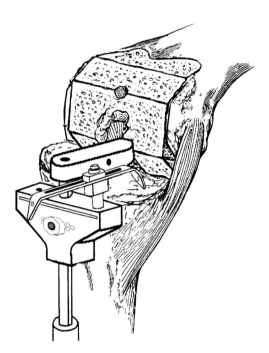

图 3.1.21　股骨侧截骨完成后,使用胫骨截骨导板进行胫骨平台定位截骨。胫骨平台截骨平面在冠状位应垂直于胫骨长轴,在矢状面应有 4°~7°的后倾角。注意不同器械提供的平台截骨导板后倾角度有 0°、3°、5°等不同角度,术者应根据手术情况及关节假体规定的截骨要求设定(手动调整后倾角时可参考第 1 章表 1.1)。

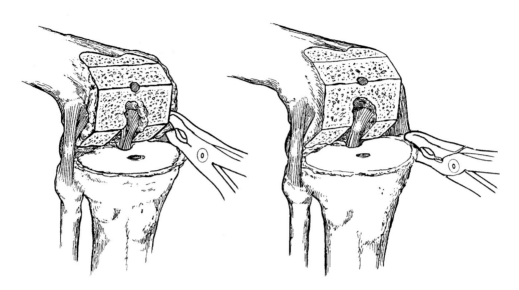

图 3.1.22 胫骨平台截骨完成后，此时胫骨平台显露充分，首先去除内侧增生的骨赘，显露真实的胫骨床以利定位。然后向后牵开内侧副韧带及关节囊，显露半膜肌腱止点和后关节囊，对于合并有屈曲挛缩的膝内翻可进一步松解内侧副韧带后束、后内侧关节囊达半膜肌止点附近。

图 3.1.23 如果使用后稳定型假体，还需要进行前后交叉韧带切除并进行股骨髁间窝成形。如果使用后交叉韧带保留型假体应同时进行后交叉韧带的平衡。牵开 PCL，髁间窝的骨赘即可顺利去除，如果PCL 仍紧张，可于股骨侧或胫骨侧进行适当松解。

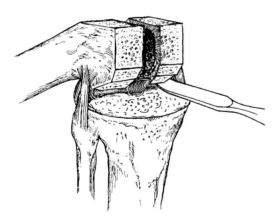

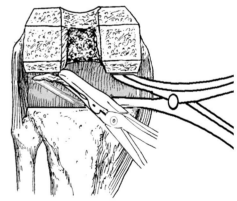

图 3.1.24 切除 PCL 并髁间窝成形后，关节后间隙会充分显露，此时可去除股骨后髁的骨赘。用弧形半寸凿首先将骨赘自后髁游离，以同样方法游离腘窝外侧的骨赘。

图 3.1.25 腘肌腱的松解也在此步完成。可用撑开器分别撑开内外侧间隙，将上步游离的骨赘从后关节囊、腘窝及腘肌腱下方去除。

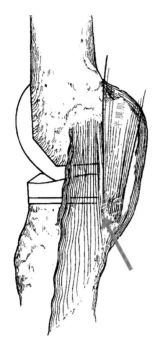

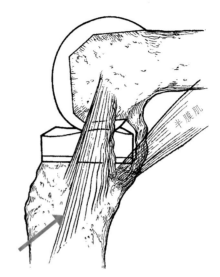

图 3.1.26　膝关节伸直时，股骨髁在胫骨平台上发生前滚，后关节囊和内侧副韧带后内侧的斜行束紧张。前束伸膝位时松弛，但其止点更接近于膝关节的旋转轴心，在膝关节整个屈伸范围内均具有稳定作用。半膜肌在伸膝位时也发生紧张。

图 3.1.27　膝关节屈曲时，后关节囊和内侧副韧带后束松弛而前束紧张，此时如果半膜肌紧张产生胫骨内旋应力。

2.膝关节稳定性的测试及屈伸间隙平衡

安装试模后分别在膝关节伸直 0°位测试膝关节内外翻稳定性，在屈膝 90°位测试膝关节内外翻、旋转和前后稳定性及髌骨轨迹，以此确定下一步韧带松解的部位及松解程度。

见图 3.1.28 至图 3.1.30。

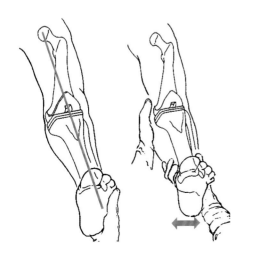

图 3.1.28　伸直位下测试膝关节内外翻稳定性。利用下肢力线杆测试下肢线。然后，一手固定膝关节,另一手握住踝关节施加内外翻应力，通过观察膝关节内外翻幅度及内外侧关节间隙的变化评价韧带的张力及关节稳定性。

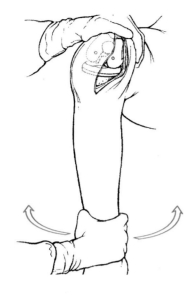

图 3.1.29 屈膝 90°位测试膝关节内外翻稳定性。一手握住踝关节,另一手固定膝关节,然后进行髋关节内旋直至内侧副韧带紧张,再外旋髋关节直至外侧副韧带紧张。通过观察内外侧间隙的大小及韧带紧张度评估关节内外翻稳定性。此步可同时复位髌骨,测试髌骨轨迹。

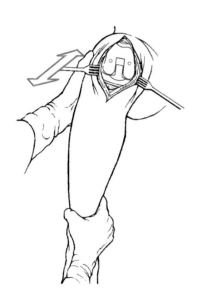

图 3.1.30 屈膝 90°位旋转胫骨进行旋转稳定性测试。然后一手握住胫骨结节下方做胫骨前后抽屉动作,测试胫骨前后稳定性。

(1)伸直位和屈曲位内侧间隙均紧张

许多长期存在的膝内翻畸形多伴不同程度的屈曲挛缩畸形,其内侧副韧带在屈膝位和伸膝位均是紧张的。除内侧副韧带外,后关节囊和后交叉韧带也发生了挛缩。但在内侧副韧带得到松解之前,后关节囊和后交叉韧带的挛缩情况不容易估计到,此时的韧带松解主要以松解胫骨侧内侧副韧带为主。如果使用后稳定型假体,建议先切除 PCL 后再行松解,部分病例切除 PCL 后,屈膝间隙即可得到松解。

见图 3.1.31 至图 3.1.39。

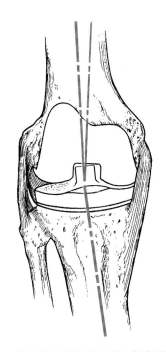

图 3.1.31　图中显示伸膝位关节内侧紧张，外侧关节间隙张开。同时还有 10° 的屈曲挛缩畸形。尽管进行了正确的股骨远端截骨，膝关节仍然因挛缩的内侧结构而处于内翻状态。

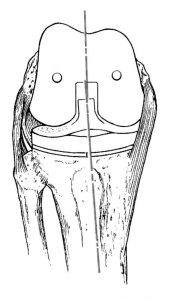

图 3.1.32　屈膝位内侧间隙也是紧张的，尽管实施了正确的股骨前后髁截骨，由于内侧结构的挛缩，膝关节仍处于内翻状态，外侧间隙自然张开，股骨内髁后滚至胫骨平台后方边缘。屈膝位和伸膝位触诊内侧副韧带浅层均感觉紧张。

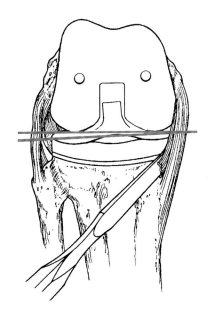

图 3.1.33　内侧副韧带前后束是对称的，但前束止点更接近于膝关节的旋转轴心，在膝关节整个屈伸范围内均具有稳定作用。因此轻度的紧张单独松解前束即有望达到平衡。用小弯形骨膜剥离子自胫骨上端松解内侧副韧带前束边缘部分。

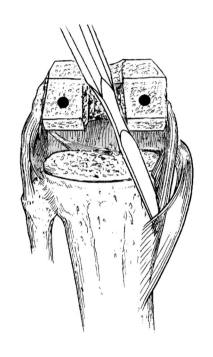

图 3.1.34　取下假体试模，将骨膜剥离器置于内侧副韧带浅层鹅足上方的止点处进行骨膜下松解，首先将其前束的浅层及深层部分从胫骨上剥离。由于前束纤维对屈膝和伸膝均有影响，松解到此步常常可达到良好的效果。部分较重的病例可能需要继续松解内侧副韧带后束。

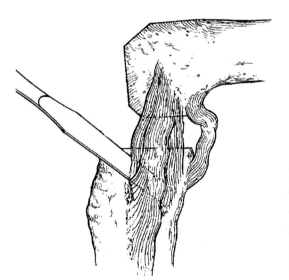

图 3.1.35　如果内侧副韧带前束松解后仍达不到良好的平衡，则应继续松解后束。同样用剥离子向下以45°角在骨膜下松解后束。松解后使内侧副韧带止点与鹅足和远端骨膜保持完整的连续性以避免出现松解过度及内侧不稳定现象。内侧的二级稳定结构（伸直位的后内侧关节囊和屈曲位的后交叉韧带）此时可发挥相应的稳定作用。

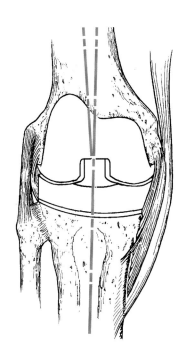

图 3.1.36　用稍厚的胫骨平台垫使所有的韧带获得一定的张力。内侧副韧带深层和浅层止点自骨膜下游离后由于其仍然与骨膜和其他结构结合在一起而维持内侧结构的完整和稳定性。此时膝关节可完全伸直,拉长的外侧结构通过加厚的平台垫获得适当的张力。内翻畸形得到矫正,股骨力学轴线与胫骨轴线恢复正常。

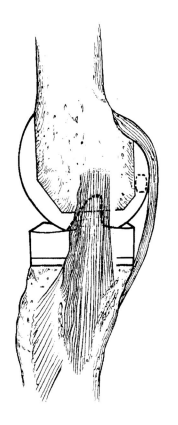

图 3.1.37　松解内侧副韧带可矫正屈曲挛缩。关节完全伸直时后关节囊可具有一定的张力以作为二级内侧稳定结构发挥作用。如果此时膝关节仍不能完全伸直,则可断定是由于后关节囊挛缩导致,后关节囊称为"最后的紧张结构",可以用骨膜剥离器和电刀沿股骨后髁、髁间和胫骨平台后方进行松解。

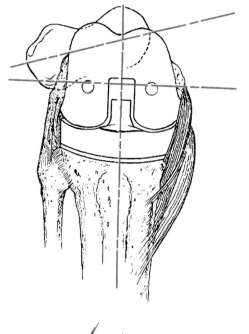

图 3.1.38   上述松解完成后,屈膝位股骨髁位于胫骨平台正常位置上,股骨髁前后轴通过股骨头中心并与胫骨长轴恢复正常对线,内外侧间隙达到了平衡。

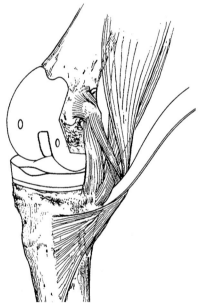

图 3.1.39   少见的情况:内侧副韧带松解后,由于半膜肌和鹅足的挛缩,膝关节内侧仍然紧张。如果出现这种情况,有文献建议还需要进一步松解挛缩的半膜肌腱和鹅足。用拉钩显露位于胫骨平台内侧翼后方的半膜肌腱止点。通过骨膜下延伸松解内侧副韧带可以向前松解鹅足止点。注意此步松解不当容易导致膝关节后内侧不稳定。因此,笔者建议此步松解应慎行,仔细检查假体型号及截骨量是否得当,必要时通过追加截骨来解决似乎更为明智。松解时应随时测试关节稳定性,避免松解过度。

(2)屈曲位内侧紧张而伸直位正常

导致屈膝位内侧间隙紧张骨性原因包括:①假体型号过大或前髁截骨过多导致假体后移;②胫骨平台后倾不足甚至前倾;③假体旋转异常,股骨髁外旋不足或内旋导致内侧屈膝间隙紧张。

出现屈曲内侧紧张情况时应首先排除上述骨性原因并去除。有些病例的内侧结构前后部分挛缩程度不一致,此时膝关节可能仅在屈曲位紧张而伸直位正常,此时即可通过韧带的松解进行调整。

见图 3.1.40 至图 3.1.47。

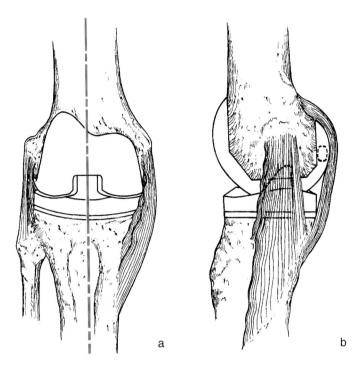

图 3.1.40　伸直位膝关节(a)正位观和(b)侧位观。膝关节伸直时,由于内侧副韧带前束松弛而使其挛缩不明显,而后束紧张度正常,因此伸膝位韧带平衡是正常的。

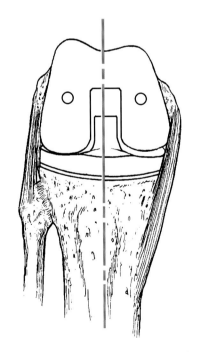

图 3.1.41　屈膝位时,由于内侧副韧带前束过度紧张导致内侧间隙过紧,此时内侧股骨髁较外侧髁向后偏移,胫骨有围绕内侧副韧带旋转的倾向。而此时膝关节对线良好,股骨前后轴和胫骨长轴对线良好。

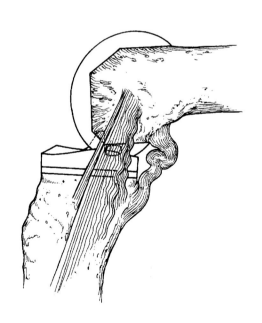

图 3.1.42　侧位显示屈曲时内侧间隙紧张，这是由于内侧副韧带前束紧张导致。而此时后束及后内侧关节囊是松弛的,其后束松弛并不影响屈曲位韧带的平衡。

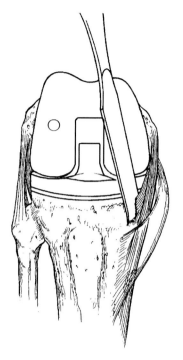

图 3.1.43 此类情况的韧带平衡单纯松解内侧副韧带前束即可。屈膝 90°下，用小弯形骨膜剥离子骨膜下松解并提升内侧副韧带前束的深层和浅层结构，注意保持其附着点与鹅足、骨膜等的连续性。

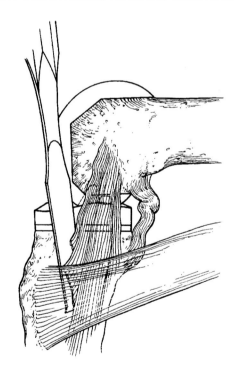

图 3.1.44 骨膜下松解内侧副韧带前束纤维，其附着点向胫骨远端延伸较长（8~10cm），骨膜应剥离足够远以达到充分松解。松解时保持内侧副韧带后束纤维和鹅足止点的完整性。

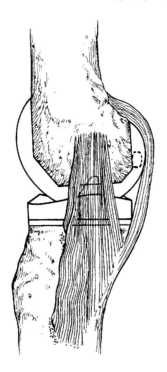

图 3.1.45　内侧副韧带前束纤维松解后回缩，内侧屈曲间隙恢复正常。由于其后束和后内侧关节囊是完整的，因此不会影响伸膝位的内侧稳定性。由此屈伸间隙达到了平衡。

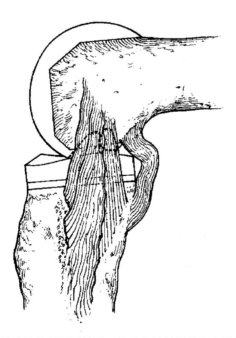

图 3.1.46　屈膝位内侧副韧带前束松解后不再紧张，其后方的斜行纤维束则发挥二级稳定功能以保持屈膝位的膝关节稳定性。松解的内侧副韧带前束止点仍与骨膜及鹅足等结构相连，愈合后仍可发挥其稳定作用。

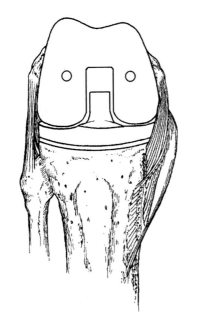

图 3.1.47 屈膝位前面观。内侧平台恢复至正常位置，股骨髁位于胫骨平台中心，韧带紧张度恢复平衡后，髌骨轨迹也恢复正常。应用后稳定型假体的置换中，由假体髁间的凸轮机制来替代后交叉韧带的稳定性，引导屈膝时的股骨后滚。

(3)伸直位内侧紧张而屈曲位正常

此类现象多见于屈曲挛缩的病例，膝关节长期处于屈曲位而造成后内侧结构挛缩紧张，但内侧副韧带前方是正常的。这类膝关节在屈膝位正常而伸膝位紧张，内侧尤其明显。

骨性原因导致的伸膝间隙紧张不多，主要见于术前有屈曲挛缩畸形的患者或股骨远端截骨量不足者。在下述韧带松解不能解决后，应考虑进行股骨远端追加截骨来解决。

见图 3.1.48 至图 3.1.53。

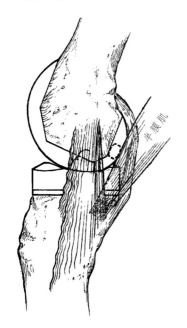

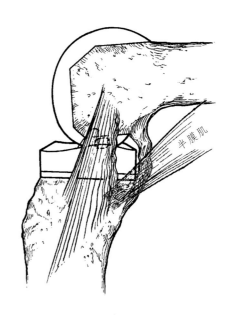

图 3.1.48 伸膝时内侧副韧带后束紧张而前束松弛，此时后内侧关节囊也可能是挛缩的。图中膝关节由于后内侧结构的紧张而未完全伸直。

图 3.1.49 屈膝后内侧副韧带前束恢复正常的紧张度，后束连同后内侧关节囊松弛。此时膝关节稳定性正常。

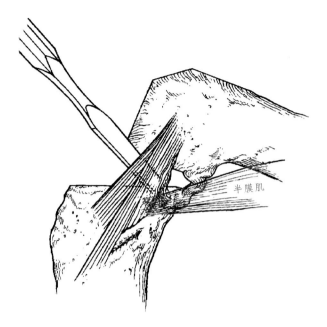

图 3.1.50　上述情况只松解内侧副韧带后束即可。取下假体试模,用弯形骨膜剥离器骨膜下松解并抬高除前束之外的所有内侧副韧带结构。剥离器角度保持向下 45°,将内侧副韧带后束从胫骨及半膜肌腱上松解,或用骨膜剥离器牵开后用电刀从骨膜下剥离,注意控制松解幅度,勿使半膜肌止点过度剥离。

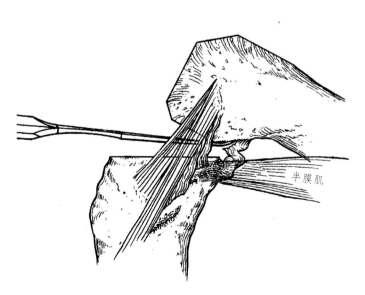

图 3.1.51　如果松解后伸膝位仍然紧张而屈曲位无不稳定发生,则可继续松解后内侧关节囊。骨膜剥离子自股骨后髁部松解后关节囊,股骨后髁常见籽骨及骨赘影响关节囊的松解效果,可一并去除。继续松解还可延及胫骨近端关节囊(见第 3 章第三节)。

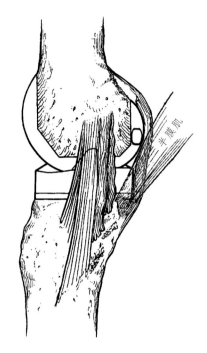

图 3.1.52　安装试模测试,松解后的关节达到了屈伸间隙平衡,内侧副韧带后束浅层及深层以及后内侧关节囊均松解后,其前束深浅层纤维仍然保持完整而发挥屈曲位和伸直位的稳定功能。正常伸直位松弛的内侧副韧带前束纤维此时可发挥伸直位的二级稳定作用。

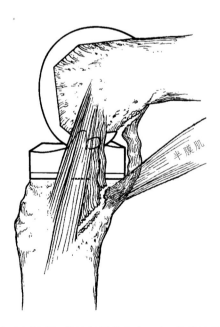

图 3.1.53　屈膝时内侧副韧带浅层纤维张力正常,提供膝关节内侧稳定性。

(4)腘肌腱紧张

膝内翻在内侧结构矫正后偶见腘肌腱及其周围结构紧张。这种情况有时很难发现,在安装假体试模时会发现平台垫片外侧插入困难,多见于内翻伴屈曲挛缩的畸形中。进行胫骨旋转稳定性试验时可发现胫骨有向外侧偏前方移位的趋势,并且以胫骨假体外侧边缘为轴发生旋转。

见图 3.1.54 至图 3.1.58。

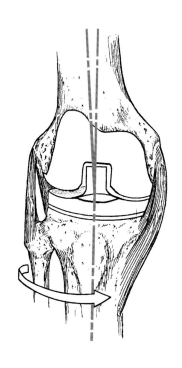

图 3.1.54 由于腘肌腱紧张导致胫骨有内旋的趋势,股骨髁在外侧胫骨平台上的位置偏后。

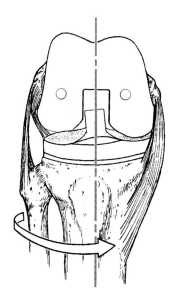

图 3.1.55 屈曲位时胫骨异常内旋的情况更明显,胫骨以紧张的腘肌腱为轴旋转。如果以胫骨长轴旋转胫骨,向外侧的旋转位移很少,而向内侧旋转则接近正常。同时可造成屈曲位外侧间隙紧张,胫骨外侧平台向前脱位困难。

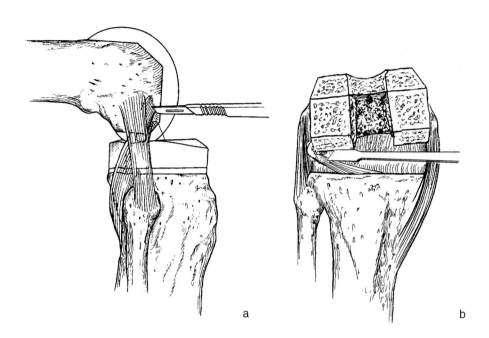

a　　　　　　　　　　　　　　　　　b

图 3.1.56　由于腘肌腱复合结构紧张导致胫骨平台外侧关节面异常前移。(a)取下假体试模,屈膝位下用咬骨钳或骨凿去除腘肌腱与外髁之间的骨赘。(b)安装假体测试,如果外侧仍然紧张,可自股骨外侧松解紧张的腘肌腱止点,此止点位置紧贴外侧副韧带止点远端偏后,注意避免外侧副韧带止点被不慎损伤。

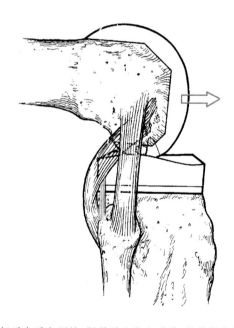

图 3.1.57　腘肌腱止点部分松解后向后方回缩,胫骨随之发生后移,股骨髁在胫骨平台上的位置也恢复正常。

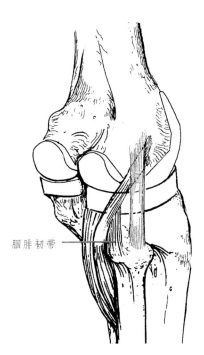

胭腓韧带

图 3.1.58　胭腓韧带起自腓骨后方,恰在胭肌腱、肌肉结合部的近端加入胭肌腱。因此,胭肌腱止点适度松解后,由于胭腓韧带和周围滑膜的连接,松解断端不至过度回缩,日后逐渐原位愈合,不影响其功能的发挥。

六、常见操作失误分析

1.失误一:内侧松解过度导致伸膝位内侧松弛

　　偶见在内侧副韧带松解后,出现仅在伸膝时膝关节内侧过度松弛的现象,此时应仔细检查是否有内侧副韧带损伤或松解过度的情况。此时如果内侧副韧带完整性好,可补充松解外侧副韧带并且使用加厚的胫骨平台垫以使膝关节获得稳定。此种情况应尽量避免,因入路的原因使外侧结构显露及松解困难,内侧松弛应特别注意是否有内侧副韧带损伤,还可见于半膜肌止点松解过度,术后需使用支具治疗。松弛明显者考虑改用髁限制型假体。

　　见图 3.1.59 至图 3.1.62。

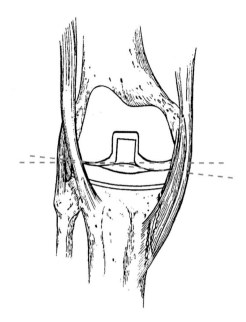

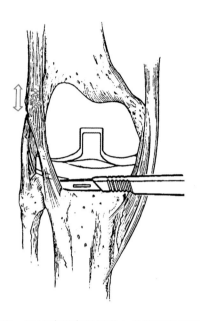

图 3.1.59　内侧副韧带松解后，伸直位时膝关节内侧间隙增大而外侧间隙紧张。

图 3.1.60　通过髂胫束松解增大外侧间隙来矫正上述不平衡。髂胫束松解可自 Gerdy 结节处松解，也可在关节线上方采用拉花技术(多点切开)。

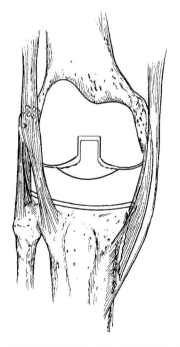

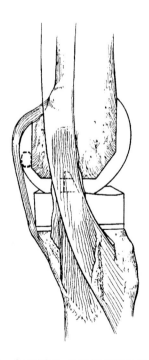

图 3.1.61　使用加厚的胫骨平台垫以获得伸膝位内外的间隙平衡及膝关节稳定性。外侧副韧带和腘肌腱拉紧后，内侧副韧带骨膜下止点也获得了良好的紧张度。

图 3.1.62　与此同时，后内侧关节囊也发生紧张，发挥其二级稳定结构的功能。

2.失误二:伸直和屈曲位内侧松弛

　　膝内翻时引起膝关节不稳定和髌骨轨迹不良最常见的原因之一是内侧副韧带松解过度。松解过度的原因之一是过早松解二级稳定结构(后内侧关节囊)再松解内侧副韧带,特别是畸形较重的病例在松解 MCL 前未去除骨赘,松解后再去除骨赘时会发生韧带过度松弛的现象。而后关节囊、PCL 等二级稳定结构不足以单独维持膝关节屈曲和伸直位的稳定性,此时,在安装胫骨平台后,外侧结构获得正常紧张度的同时会发生膝关节内侧过度松弛。这种情况下首先需要仔细检查内侧副韧带的完整性和功能,如果功能没有问题,则可松解外侧副韧带及腘肌腱以使外侧获得与内侧相同的松弛度, 然后用加厚的胫骨平台垫来获得内外侧相同的紧张度及关节稳定性。如果 MCL 功能不全,结构不完整,需改用加强垫片(plus 垫片,某些假体配有)甚至 CCK 假体,或者术后使用支具保护。

　　见图 3.1.63 至图 3.1.67。

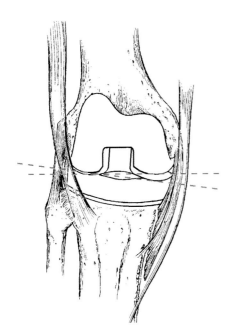

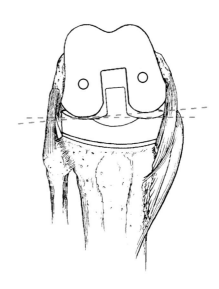

图 3.1.63　内侧副韧带松解后伸膝位内侧松弛。　　　　图 3.1.64　同样,屈膝位也发生了内侧松弛。

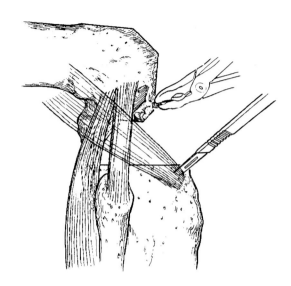

图 3.1.65　外侧副韧带的过度松解会造成关节间隙增大，尤其是伸膝间隙。因此伸直位松解应重点在髂胫束，屈曲位松解重点应在腘肌腱。首先，去除外侧髁边缘骨赘，尤其是腘肌腱下方的骨赘。然后，用锐性刀片直接从平台外侧髂胫束止点进行骨膜下松解。髂胫束和腘肌腱松解后，伸直位和屈曲位外侧间隙得到改善。

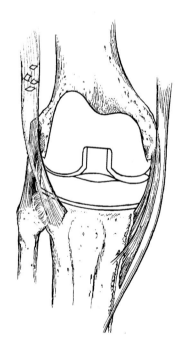

图 3.1.66　使用加厚的胫骨平台垫或稳定加强垫片撑开关节间隙，伸直位可拉紧髂胫束和后关节囊。

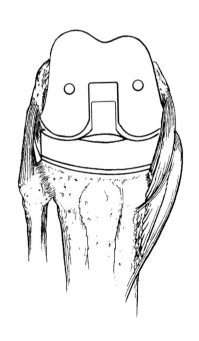

图 3.1.67　屈膝时外侧间隙恢复正常。

3.失误三:股骨旋转定位截骨不当导致髌骨轨迹不良

此类失误常见于使用后稳定型假体并采用胫骨平台优先截骨时。在内侧结构明显松弛的情况下,以平台截骨面作为参照并使用撑开器进行股骨假体的旋转定位截骨,可导致股骨假体外旋不够甚至发生内旋,引起膝关节不稳定和髌骨轨迹不良。

见图 3.1.68 至图 3.1.73。

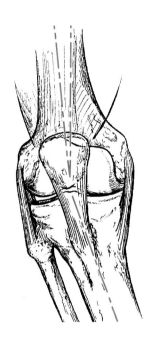

图 3.1.68 膝内翻内侧胫骨平台塌陷,内侧副韧带挛缩。

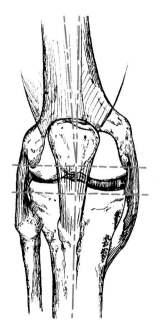

图 3.1.69 完全松解内侧副韧带后矫正了伸直间隙。后关节囊作为二级稳定结构保持伸直位的内侧稳定性。

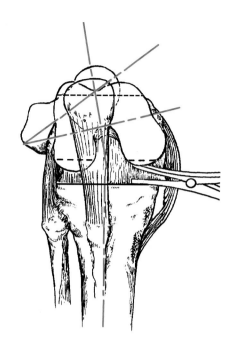

图 3.1.70   如果屈膝时使用撑开器，使得内侧关节间隙过大，导致股骨和髌关节发生了外旋，使内外上髁轴通髁线向外侧倾斜，股骨滑车沟外移，胫骨在屈膝位相对于股骨则发生外翻。如果此时平行于胫骨平台进行股骨后髁截骨，虽然膝关节是稳定的，但会造成股骨假体过度内旋，即屈曲位的胫骨力线发生了外翻，股骨滑车沟的截骨位置会发生内移。

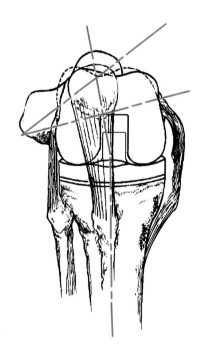

图 3.1.71   假体植入后，虽然膝关节是稳定的，但股骨和髌关节仍然保持外旋状态，内外上髁轴通髁线外旋，髌骨仍然偏外侧。相对于股骨头、内外上髁轴通髁线和髌骨的位置而言，股骨滑车沟的截骨位置则发生了内移。

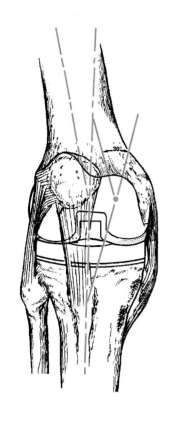

图 3.1.72　以此截骨安装假体后的膝关节伸直时是稳定的，内外翻对线得到了矫正，内侧屈曲间隙也达到了平衡。然而，上述方法是通过改变屈曲位的后髁截骨位置获得的内侧屈曲间隙的平衡，安装后的股骨假体是内旋的，股骨滑车沟是内移的。则髌骨位于滑车沟偏外侧。如果将髌骨置于新的滑车沟内时，Q角就异常增大了。

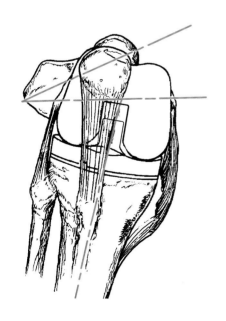

图 3.1.73　当髋关节回到正常的旋转中立位时，内外上髁轴通髁线平行于地面，胫骨则表现为外翻对线。胫骨长轴通过新的股骨滑车沟，而此沟的位置并不在股骨头的中心线上。髌骨则发生外置导致轨迹不良。

　　上述问题的解决方法是：避免伸直位内侧副韧带松解过度，同时屈膝时股骨后髁截骨应参照股骨后髁线外旋3°截骨而非参照胫骨平台，即不用撑开器紧张韧带后参照胫骨平台截骨面进行股骨前后髁的截骨，这样即可避免股骨假体发生内旋。目前大多数流行的关节置换器械多使用这种方法，此方法应用的前提是股骨后髁发育正常或无磨损。

如果上述情况已经发生,可考虑使用小一号的股骨假体,增加外旋角度(同时增加内侧后髁的截骨量),假体靠外髁边缘植入。同时松解外侧支持带,必要时可置换髌骨,使用小一号的髌骨并内移植入。松弛的内侧副韧带通过松解外侧结构并使用加厚垫与内侧获得平衡。

4.失误四:腘肌腱损伤或断裂

腘肌腱的主要功能是维持膝关节屈曲60°~90°的稳定性。有些术者认为腘肌腱止点可以在松解时切断,不会发生不稳现象。这是由于腘肌腱切断后,因腘肌腱后方有一条与关节囊及周围组织连接的韧带及腘腓韧带,起自股骨,在腘肌腱肌肉结合部连接腘肌腱。切开腘肌腱股骨侧止点后,大约回缩1cm左右后由于滑膜及腘腓韧带的束缚而停止,后期会发生原位愈合。因此,并不是所有的膝关节都会发生不稳定。文献报道,腘肌腱损伤后,大约有1/4的膝关节会出现后外侧屈膝不稳定,表现为安装试模后屈膝时外侧间隙增加。手术时截骨操作不当容易发生腘肌腱损伤,损伤部位常见于以下两处:①股骨外侧后髁截骨时损伤股骨侧止点附近,此时腘肌腱止点紧贴外侧后髁,锯片稍向外移即可损伤肌腱止点。正确的方法应是将锯片方向由外向髁间中线方向截骨,可避免损伤。②胫骨平台截骨时损伤平台后缘与腘肌腱交汇点,此点的平台后方腘肌腱走行处常常有一凸起的骨赘限制肌腱的活动,此时如果腘肌腱紧张,加之外侧平台显露不充分,截骨时锯片稍超出胫骨平台外侧后缘即可损伤腘肌腱中部结构,习惯行胫骨优先截骨的术者更应注意避免此类损伤。腘肌腱切断后,即可见外侧屈曲间隙增大,屈膝时外侧间隙不稳定。因此,鉴于腘肌腱切断后关节不稳的发生率较高,笔者建议腘肌腱损伤后尽量缝合一针为妥。

见图 3.1.74 至图 3.1.77。

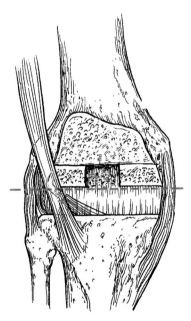

图 3.1.74　腘肌腱损伤后,伸直位由于外侧副韧带和髂胫束完好,伸膝间隙是正常的。

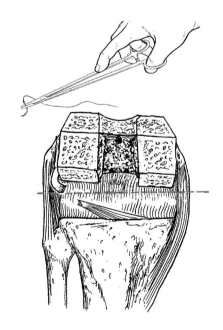

图 3.1.75　屈膝时,髂胫束的稳定力量消失,外侧间隙因腘肌腱断裂而增加。

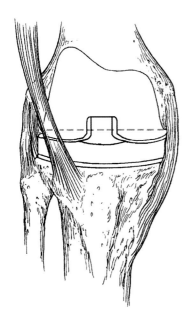

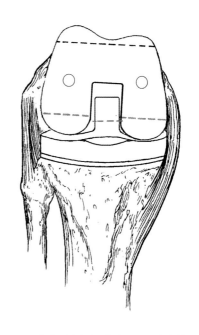

图 3.1.76　安装假体后,伸直位内外翻稳定性良好。

图 3.1.77　屈曲位,外侧间隙张开,胫骨内旋。此时如果复位髌骨,高度屈曲时由于伸膝装置的束缚会掩盖外侧间隙的松弛。半屈位(60°~90°),由于伸膝装置松弛,束缚减少,外侧间隙增加会很明显。

　　总结一下,膝内翻的平衡原则是:髌旁内侧入路切开关节囊及伸膝装置时,内侧结构于胫骨侧呈袖套状骨膜下剥离。此步可作为常规。剥离范围自胫骨前内侧缘 MCL 深层止点附近(平台下方大约 2cm)起,至平台内后方半膜肌止点前方为止。所有的内侧间隙变窄为主的膝关节均可统一松解显露到此范围。如果内翻畸形较重,可适当向胫骨以远延伸松解,不可超过鹅足。如果伴屈曲挛缩,可以重点延伸松解内后方,以内侧副韧带后束、半膜肌部分止点松解为主。如果伴屈曲困难,多以髁间窝及 MCL 止点下方骨赘增生为主因,先去除骨赘,依情况以内侧副韧带前束松解为主。为避免失误,首先切忌以截骨方法矫正因韧带挛缩而导致的内侧间隙紧张。其次避免韧带平衡不良时以韧带紧张度判断伸屈膝间隙而进行截骨。即:韧带的问题松解韧带,截骨的问题调整截骨,正确判断在先,准确操作于后。

第二节 内外有别:膝外翻

文献统计,膝外翻畸形(valgus knee)的关节置换约占全部膝关节置换的 10%。比例不高,但这 10% 的病例对于关节外科医生而言绝对是一个具有挑战性的手术。其难度表现在手术入路、软组织平衡方法及定位截骨术各个层面。不同术者所推荐的手术入路以及软组织平衡技术、韧带松解程序等不尽相同。对于膝外翻,选择什么时候和在什么部位进行外侧结构松解主要依赖于对畸形的病理以及韧带功能和生物力学基本原理的理解。从病理角度看,膝外翻本身是一种独特的畸形而绝非膝内翻的镜像或翻版,其病因更多加入了发育性因素。

从膝关节运动学看,内侧主要以稳定和旋转为主,MCL 对于内侧稳定性至关重要;外侧主要以滚动和位移为特征,外侧稳定结构多于内侧,更偏于动的特征。这一动一静对于膝内翻和膝外翻的意义各有不同,内翻畸形可造成外侧结构的拉伸及薄弱,但对于相对完整的内侧结构来说,外侧结构薄弱并不是第一重要的。而对于膝外翻则不同,外翻造成内侧结构拉伸及薄弱的临床意义远大于外侧结构薄弱。因此,外翻不但涉及外侧复杂畸形结构的松解问题,还涉及内侧静态稳定结构的松弛问题,甚至后者对术后效果影响更大。

膝外翻畸形的病理生理包括不正常的下肢对线和膝关节周围软组织结构的长度及紧张度的失衡。通常情况下膝外翻病例多有不同程度的骨形态学异常,主要表现为股骨外髁发育不良,许多患者还伴有高位髌骨和髌骨发育不良等。术中常常习惯于从正位片上观察外翻的膝关节及下肢力线。而实际上,外翻的膝关节其股骨外髁在整体上都是偏小的,几乎在任何角度上都是如此。外侧后髁发育偏小,此点容易被忽略。外侧后髁的发育不良导致术中常规使用后髁线定位的抱髁器失效,导致假体外旋定位不足甚至内旋。因此,将这样的关节描述为简单的冠状位外翻是不确切的,必须意识到外髁发育不良的三维特征。(见图 3.2.1)。

但是,上述骨结构的发育异常在膝外翻中并非重点,重点在于骨性结构导致的关节周围软组织韧带结构的挛缩及松弛等改变。如果说膝关节置换是一个软组织手术,这一特征在膝外翻的关节置换中表现得尤为明显。纠正膝外翻的关键是处理膝外侧结构(浅、深层)挛缩及内侧结构是否有松弛及溃损;其次是正确处理股骨远端和前后髁的截骨、矫正胫骨外旋、髌骨半脱位、维持伸屈间隙平衡等。(见图 3.2.2)。

本节主要阐述膝外翻的以下焦点问题:手术入路、软组织松解及显露、截骨要点、假体选择及常见技术失误等问题。

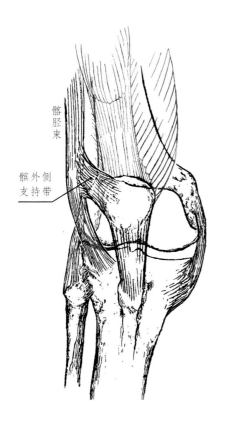

髂胫束

髌外侧支持带

图 3.2.1 膝外翻畸形多来自股骨外髁发育不良，但磨损仍集中于外侧平台。伸直位，外侧的主要稳定结构为外侧副韧带和髂胫束，髂胫束止于胫骨 Gerdy 结节，主要维持伸直位稳定性，其横行及斜行纤维参与构成髌外侧支持带。外翻时 Q 角增大，髂胫束呈弓弦样，通过外侧支持带牵拉髌骨向外脱位。此部位为外侧结构松解的关键所在。

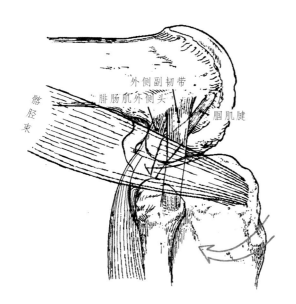

外侧副韧带

腓肠肌外侧头

髂胫束

腘肌腱

图 3.2.2 外侧浅层结构包括髂胫束、外侧支持带、腓肠肌外侧头、腘绳肌外侧头等。屈曲时胫骨由于髂胫束牵拉及外侧结构的挛缩呈外旋状态。深层结构包括腘肌腱、外侧副韧带、关节囊、腘腓韧带等。

一、膝外翻的分型及临床分级

由于内侧副韧带在整个膝关节稳定性中的关键主导作用，膝外翻的严重程度主要取决于外翻角度和内侧副韧带结构的完整性。约翰霍普金斯大学的 David Hungerford(1984)依据外翻后 MCL 的完整程度进行了如下分型。

Ⅰ型：外侧骨缺失、短缩，外侧软组织结构紧张而内侧结构正常、关节稳定。

Ⅱ型：内侧结构松弛，关节间隙增宽。

而同样来自约翰霍普金斯大学的 Kenneth Krakow 将上述分型做了补充。

Ⅰ型：继发于膝关节外侧室骨缺失、外侧软组织挛缩但内侧软组织结构完整。

Ⅱ型：内侧关节囊和侧副韧带复合结构明显变薄，内侧间隙增宽。

Ⅲ型：继发于胫骨近端截骨矫形矫枉过正导致的严重膝外翻畸形伴胫骨近端关节线位置异常。

从上述分型可以看出，外翻的严重程度与内侧副韧带的松弛度明显相关，可见 MCL 在关节稳定性中的重要性。MCL 松弛或溃损与否，作为限制型和非限制型假体选择的一个分界线。外翻畸形越大，MCL 松弛或溃损的概率越高。

临床分型。正常外翻：5°~7°；轻度外翻：10°~15°；中度外翻：15°~30°；重度外翻：大于30°。临床上，笔者根据病因不同将外翻畸形大致分为以下几类。

(1)发育不良型外翻。主要见于股骨外髁发育不良导致的外翻，此类外翻追问病史即可发现患者自幼即有膝外翻畸形，且双侧病变常见。膝关节畸形多表现为外翻和轻度反张，屈曲挛缩少见。

(2)后天型外翻。主要见于外侧半月板损伤或切除后，畸形角度不大，后髁发育良好，可伴屈曲挛缩或轻度反张，矫正容易。

(3)外上髁或外侧平台骨折畸形愈合型外翻。此型多有外伤及骨折史，外翻同时伴外侧平台或外髁骨缺损，内侧可伴松弛及不稳，根据外翻角度及骨缺损情况手术难度差异较大。

(4)类风湿型外翻。见于类风湿患者，由于此类患者为全关节病变，关节周围韧带对称性破坏及挛缩，而髂胫束是关节外结构，不被破坏，因而变成优势力量。髂胫束和股胫角的共同作用，导致类风湿病变发生外翻畸形。此类外翻角度不大或不明显，但多伴有严重的屈曲挛缩畸形，畸形在屈曲挛缩矫正后髂胫束在伸直位更加紧张，外翻畸形表现更加明显。外翻畸形与髂胫束关系密切。

上述分型及严重程度分类并不能完全代表膝外翻的全部，不同程度、发病时间、性别差异及体型等个体因素会对膝外翻的手术操作带来不同的影响，读者可结合上述分型及分类在具体操作中决定手术策略。

在面对一个外翻膝时，要关注四类畸形、五个韧带。四类畸形分别是：是否有内侧结构松弛、是否有髌骨半脱位或脱位、是否有屈曲挛缩、是否有反张；五个韧带分别是：内侧副韧带（松弛）、外侧副韧带（挛缩）、髂胫束（挛缩）、髌外侧支持带（髌骨脱位）和腘肌腱（挛缩）。

二、膝外翻的入路

由于膝外翻松解的关键结构都在外侧，而以内侧髌旁入路髌骨外翻的手术入路对于外侧结构的显露就造成了困难。不同术者对于外翻采用不同的松解方法都与手术入路相关。入路主要有两类：内侧入路和外侧入路。文献报道，常规的内侧入路导致较高的手术失败率，主要缘于难以矫正的髌股关节异常对线。Karachalios 报道，对于术前固定性外翻畸形的病例，内侧入路行 TKA 术后的临床效果较差，并且髌股关节半脱位和脱位发生率高。HSS 的 Merkow 等报道了 12 例 TKA 术后髌骨脱位的病例，其中 9 例术前存在外翻畸形。美国宾夕法尼亚大学的 Keblish 于 1974 至 1980 年为 23 例外翻角度大于 15° 的患者通过内侧入路进行了 TKA 术，其中 8 例髌骨轨迹不良，3 例腓总神经麻痹，3 例深部皮肤坏死。Stern 等报道膝外翻的 TKA 术的复杂性主要在于韧带平衡困难。很多关于髌骨轨迹不良的文章均未提及其术前的畸形状态，多数与术前膝关节固定性外翻畸形有关。

由于外翻畸形的复杂性，简单地把手术效果的差异归因于单纯的入路方式是欠妥的。但是，显露良好的入路有助于目标结构的松解等操作，无疑会使手术进程和术后效果更佳。

在截骨定位方面，膝外翻关节最常出现的问题是股骨假体旋转定位不良，假体容易发生内旋。由此造成髌骨轨迹不良，关节不稳定和活动度差。其常见原因是采用伴有外髁发育不良的后髁线作为股骨假体旋转定位的截骨参考线。股骨假体内旋导致很多髌骨并发症发生，这些并发症一旦发生，有可能需要对膝关节进行彻底翻修。如果术者采用髌旁内侧入路，则常规的旋转定位标志会发生定位困难。同时还会造成关节显露困难，髌腱止点损伤等危险。因此，膝外翻关节股骨假体最佳的旋转定位参考线应为通髁线和前后轴（Whiteside 线）。

膝外翻关节置换术后腓总神经麻痹并发症可能缘于术中外侧软组织松解导致术后膝关节外侧结构拉长，其损伤更常见于伴有屈曲挛缩畸形的外翻。松解髂胫束有利于减轻股后筋膜间室的张力从而减轻腓总神经的压力，减少神经并发症。因此，术者一定要在术前就对这一潜在的并发症向患者交代清楚。早期的文献建议术中进行腓总神经探查，但现在看来手术探查并无太大意义。有作者甚至建议术中行腓骨头下截骨术以缓解腓总神经的张力，但对于软组织平衡技术掌握良好的术者来说，腓骨头下截骨似无太大必要，截骨同时会导致外侧副韧带止点的松弛及不可控。膝外翻关节置换顺利者，术后可即刻行 CPM 机锻炼，但膝关节应保持屈曲 30° 位，不能完全伸直。然后在患者清醒后逐渐增加伸直度数。一旦发现有腓总神经麻痹，应立即松解敷料，敷料如被渗血凝固硬结应及时更换。此时不应忽略膝关节的康复，膝关节应放于 CPM 机上进行锻炼，保持半屈曲松弛位并严密观察。如果持续 6 周后神经症状仍无缓解，宜手术探查松解，越早发现并及时处理越容易恢复。

无论何种入路，需要松解的结构都是相同的。其区别在于松解的便利性和入路本身是否加重了松弛侧的松弛度和挛缩侧的松解难度。下面将两种入路分别介绍，读者可根据病例特点及自己的熟练程度做出选择。

1.内侧入路

由于手术习惯原因和关节显露方便，绝大多数术者喜欢内侧入路进行膝外翻置换，并且宣称效果肯定。标准的内侧入路包括 Insall 前方直切口,适用于 Krakow Ⅰ 型、Ⅱ 型外翻。髌旁内侧切开关节囊及伸膝装置。为显露起见,可适当松解内侧部分的前方结构,范围不可过大,以免造成内侧松弛加剧。显露后可以根据情况先截骨,或先松解外侧结构(如果外侧结构尚可显露的情况下),或在截骨后显露充分时再进一步松解外侧结构(图 3.2.3)。髂胫束和后外侧结构的松解多采用后外侧复合结构的多点切开技术,即"pie crust"(图 3.2.4)。复合结构多点切开的问题是:①松解比较盲目,并没有按序松解相应挛缩的韧带;②松解对髌骨轨迹不良的改善效果不明显;③松解不当有损伤后外侧的腓总神经的风险。Clarke 于 2004 年报道利用轴位 MRI 检查方法扫描 60 例成年人膝关节,测量了胫骨截骨水平的腓总神经到胫骨平台的距离。在这个水平上,腓总神经到骨的平均距离为 1.49cm(0.91~2.18cm)。当然,外翻状态下的膝关节其腓总神经与骨的距离不一定与之完全一致。但"pie crust"技术需要小心实施,切不可超过此深度。

　　由于膝外翻的病理学变化起因于外侧,内侧入路为间接入路,术中需要较好地显露外侧结构方能进行松解操作,而手术显露不可避免地造成内侧结构的进一步松弛,会一定程度地加重外侧松解的压力。内侧结构的松解会加重胫骨外旋状态,对于肥胖及挛缩比较严重的病例,外侧结构暴露及松解较困难并且不彻底。同时,内侧入路对髌骨外脱位的趋势矫正不彻底,大多数情况下需要另行外侧支持带松解以改善髌骨轨迹。由于外侧支持带的松解而使髌骨发生血供障碍以及术后外侧软组织覆盖不良及皮肤血供窘迫等,也是内侧入路难以克服的困难。如果外侧结构松解不充分,除伸直位外翻外,挛缩导致的胫骨外旋也会矫正不良,会进一步加重髌骨脱位趋势。笔者曾经对部分内侧入路合并伸直位外侧紧张且髌骨轨迹不良者尝试松解髂胫束的方法,效果显著。方法是,在皮肤切口近端外侧髂胫束腹侧面分离,向外侧牵开分离显露髂胫束,从髂胫束腹侧面多点切开进行松解(图 3.2.5)。此方法一定程度上可以改善髌骨轨迹及伸直位外翻畸形。由于髂胫束的充分松解,近端坐骨神经的张力得到明显释放,更大程度地降低了远端腓总神经麻痹的风险。

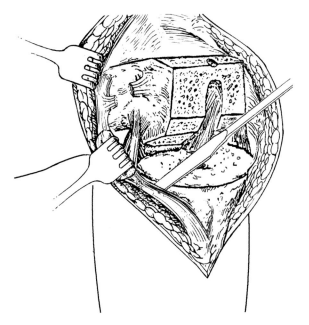

图 3.2.3　屈曲位下牵开髌腱,切断外侧髌股滑膜韧带,从前向后沿骨膜下松解外侧结构直至平台后外侧。松解结构依次为髂胫束 Gerdy 结节止点、关节囊和外侧副韧带。

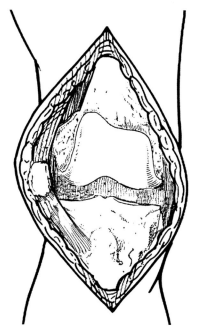

图 3.2.4　伸直或屈曲状态下后外侧关节囊松解,多采用多点切开方法,伸直或屈曲状态下用电刀进行多点切开术(参见图 3.2.26 和图 3.2.27)。

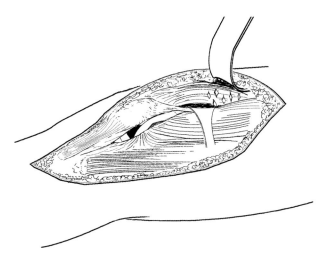

图 3.2.5　还有一种松解髂胫束的方法,自髌骨上方髂胫束下和股外侧肌之间分开,由内向外牵开髂胫束,用电刀行髂胫束多点切开,即可矫正伸直位外翻。此技术在高度屈曲挛缩的病例中也可应用(见第 3 章第三节)。

2.外侧入路

大多数术者对于外侧入路比较陌生，这一入路的天才发明者是宾夕法尼亚大学医学院的　Keblish 教授。1991 年,Keblish 教授报道了髌旁外侧入路进行膝关节置换的具体操作技术。该技术主要适用于膝外翻大于 15°和(或)伴屈曲挛缩、胫骨外旋、髌骨半脱位畸形者,胫骨高位截骨术后施行全膝关节置换以及接受外侧单髁置换者也需要选用外侧入路。其优点为直接进入病变部位,显露与松解同步进行,避免了皮肤的过度剥离,关节后外侧角很容易进行松解,矫正了胫骨的外旋畸形。并且外侧入路保留了内侧的血供,解决了软组织张力及假体覆盖问题,伸肌装置对线及髌骨轨迹改善明显,提高了股胫关节对线及稳定性。由于内侧结构完整而使得术后康复得以正常实施。国内采用外侧入路关节置换矫正膝外翻的术者并不多,笔者在接触外侧入路后,对部分中至重度膝外翻病例实施了关节置换术,取得了令人鼓舞的临床效果。笔者对于中至重度膝外翻畸形的关节置换,完全使用外侧入路。

其不足之处是外侧入路对关节的显露程度较差,如果外侧结构松解不够彻底,会加重显露困难。如果出现以下情况则不能使用髌旁外侧入路:①内侧副韧带发生病理性功能丧失,外侧入路不能直接处理内侧副韧带;②内侧有陈旧手术切口者,为避免另做切口或皮肤剥离过于广泛,也宜使用原切口;③如果进行翻修手术,外侧入路对内侧结构的重建较困难,有必要采用内侧入路或胫骨结节截骨入路。

皮肤切口:如果膝关节无前次手术史,推荐的皮肤切口应沿着 Q 角方向稍偏向髌骨外侧,即沿髌腱的外侧边缘处直达胫骨结节外侧。切口要足够长,尤其是膝关节较大的患者,应避免切开过程中不必要的软组织过度损伤。如果膝关节曾有前次手术史,应尽量选用原切口向上下延伸。如果曾有多个切口,则选用能直接进入关节外侧的皮肤切口。图 3.2.6 至图 3.2.15 分步详细介绍了外侧入路的显露、松解及缝合方法。

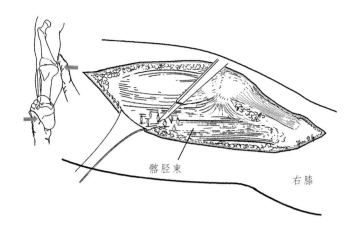

图 3.2.6　步骤一,髂胫束松解及延长术。髂胫束通常为导致膝外翻的结构之一,主要引起膝关节伸直位外翻。外翻超过 15°需要进行近端和(或)远端的松解。髂胫束延长宜在近端进行,膝关节施加内翻应力以紧张髂胫束,将髂胫束沿长轴方向自股骨后外侧关节线上方行横向多点切开("pie crust"技术),以延长髂胫束。如果外翻程度很轻甚至麻醉后即可矫正,此步骤可以不用。髂胫束松解的作用如下:①降低髂胫束的弓弦样作用;②获得初始的矫正效果;③防止严重外翻者胫骨远端袖套样结构松解后向近端回缩过大;④有利于胫骨远端袖套样结构重新附着;⑤降低腓总神经受压麻痹的发生率;⑥矫正 10°~15°的伸膝位外翻及屈曲位的胫骨外旋。

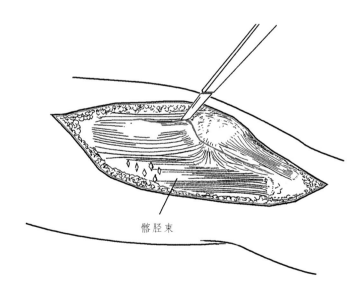

图 3.2.7　步骤二,外侧支持带切开术(浅层)。外侧髌旁切口向远端延伸经过髌骨外侧边缘 2~4 cm 处进入 Gerdy 结节内侧并达小腿前筋膜。切开关节时用冠状面 Z 字形切开方法,注意只切开浅层结构,勿穿透关节囊。膝关节近、中、远端的切开应分别采用不同的方法。近端,浅层或第一层切开应自股外侧肌边缘向远端延伸(但不要超越)到股外侧肌的肌肉肌腱结合部;中部,切口自髌骨外上边缘向外侧距髌骨外侧边缘旁开 2~4cm 处切开;远端,切口再向远端延伸到 Gerdy 结节的前内侧小腿前筋膜处。

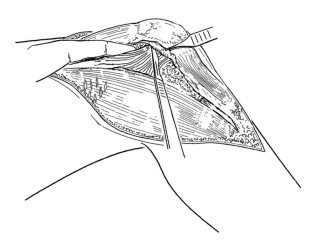

图 3.2.8 步骤二,外侧关节囊切开术(深层)。浅层切开后,近端关节囊切口自髌骨上方外侧沿 Z 字形切口在深浅层之间以 45°角向髌骨外缘剥离。股中间肌腱层可与下方的股外侧肌腱近端自然分开,股外侧肌腱止点在髌骨外侧近端与髌骨相连,肌腱厚 6~10mm。切口自肌肉肌腱结合部在浅层向深部延伸,到达股外侧肌腱的一半时向内侧走行到达髌骨外缘。将手指伸入髌骨下方控制股外侧肌腱止点并用尖刀将股外侧肌深部的深层纤维层自髌骨止点上切断,保持外侧呈袖套样完整。切口中段的夹层自髌骨边缘经外侧支持带向内延伸约 2~4cm 后自髌骨边缘切开关节囊,并向远端延伸至髌腱外侧,使切开后的髌外侧支持带大部保留在髌骨侧以备缝合关闭关节腔时应用。

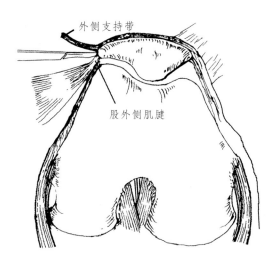

图 3.2.9 步骤二,Z 字成形截面观。外侧关节囊深层和浅层呈夹层样分离,自髌骨边缘切断股外侧肌腱止点,保留 2~4cm 关节囊浅层残端(外侧支持带)于髌骨侧。

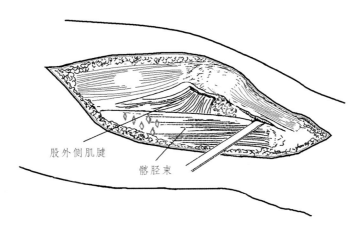

图 3.2.10　步骤二，Gerdy 结节剥离术。向远端延伸关节囊切口，自骨膜下将软组织结构呈袖套状向内侧剥离至胫骨结节外侧边缘。切口中段浅层的外侧支持带保留 2~4cm 在髌骨侧，支持带深层部位的关节囊可从解剖层面上与支持带自然分离，用尖刀或骨膜剥离器将关节囊紧贴髌骨边缘切断，此部位的脂肪垫随关节囊瓣分离向外侧。将脂肪垫连同半月板一起切开暴露关节，切开关节囊时使脂肪垫 70% 与半月板在一起而30% 与髌腱在一起，外侧的脂肪垫根据软组织的缺损程度和术者的喜好切除或保留均可。膝外侧下血管保留可维持良好的血运。髌腱侧脂肪垫可在向内侧翻开髌骨前或翻开的同时切除，在翻开的同时可以很好地估计软组织的紧张度而选择脂肪垫的切开部位。外侧脂肪垫可以连同半月板结构一并切除，畸形严重的病例根据关节囊关闭情况予以适当保留以充填缺损。

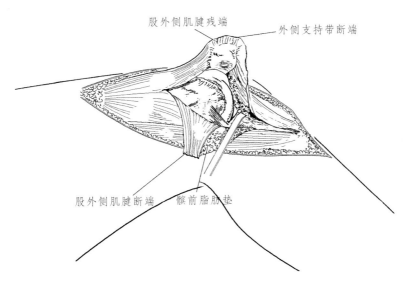

图 3.2.11　步骤三，内翻及脱位髌骨-暴露关节。将髌骨向内侧翻开，同时根据其紧张程度适当松解髌腱外侧并切除髌腱侧脂肪垫。翻开髌骨的同时逐步小心屈曲膝关节，注意勿使髌腱从胫骨结节止点上撕脱。绝大多数病例如果操作手法得当，均可顺利内翻髌骨。

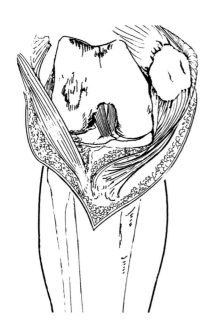

图 3.2.12　步骤三,内翻及脱位髌骨–屈曲膝关节。如果髌骨内翻过度紧张,为更好暴露可预先切除部分股骨后内侧髁和(或)胫骨髁间嵴以协助暴露。再向支持带远端延伸切开经 Gerdy 结节向内进入小腿前室筋膜部位。使用锐利的骨膜剥离器自骨膜下经 Gerdy 结节中部剥离到胫骨结节外侧边缘,注意保护髌腱止点。部分内翻异常困难的病例可预先切除内髁骨赘及部分远端关节面骨质。

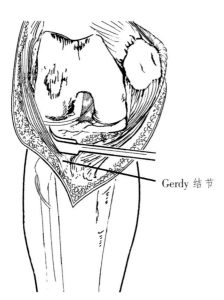

图 3.2.13　步骤四,胫骨侧关节囊袖套状松解。自 Gerdy 结节中点处骨膜下松解胫骨近端后外侧。胫骨平台截骨完成后可于胫骨侧松解后外侧关节囊。

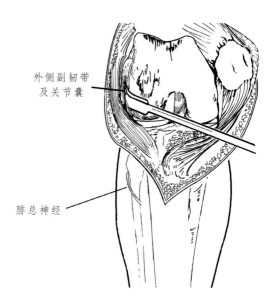

图 3.2.14　步骤四,股骨侧松解去除股骨外髁边缘骨赘,骨膜剥离器剥离侧副韧带及腘肌腱止点,腘肌腱挛缩可造成胫骨内旋,必要时可予以切断,注意腘肌腱的切断有时会造成关节后外侧不稳定。进一步松解可达股骨外髁后方的关节囊,股骨侧后外侧关节囊的松解在截骨后进行可能更为方便。关节充分暴露后可依序进行定位截骨。

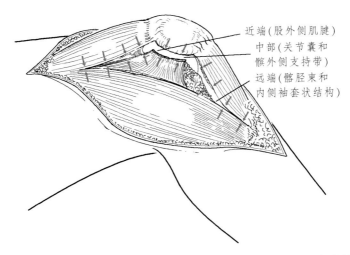

近端(股外侧肌腱)
中部(关节囊和
髌外侧支持带)
远端(髂胫束和
内侧袖套状结构)

图 3.2.15　关节囊的缝合。屈曲位缝合关节囊,外侧软组织瓣(冠状面 Z 字成形)与内侧袖套状结构对接缝合,可使用巾钳或张力线维持对位,然后进行最大角度的膝关节屈伸,推荐的缝合方向为远端到近端。远端:髂胫束连同后外侧的袖套状结构复位到 Gerdy 结节上并与内侧的袖套状结构缝合以稳定膝关节后外侧角;中部:将关节囊与髌外侧支持带的外侧边缘缝合;近端:股外侧肌腱(Z 字成形后)屈曲位重新缝合。中部的髂胫束的游离边缘不予缝合,关节囊关闭后将膝关节屈伸活动,检查软组织的顺应性及完整性,此时可进行适当调整并使用高强度缝线加固,术前紧张的外侧结构此时顺应性良好并使关节得到了良好的覆盖。

三、常用截骨定位参考标志

　　膝外翻骨性结构畸变严重,但如果术者对于膝关节基本力线掌握后,利用股骨和胫骨上可靠的解剖标志和轴线进行截骨及假体定位,可以很好地消除骨缺损的影响并矫正畸形。使用股骨和胫骨的中心轴线作为参考定位线可保证术后良好的冠状位力线。研究证明,利用畸形关节内侧相对正常结构作为定位参考,获得良好的韧带平衡是行之有效的。

　　股骨远端截骨及内外翻对线:膝外翻关节其股骨内髁发育是基本正常的,利用股骨内髁远端关节面作为截骨定位的参考标志可保证股骨远端的截骨厚度以及截骨面相对于内侧副韧带和髌骨位置的正确性。此时可能会出现因外髁过小而截不到骨质,此时切不可盲目追加截骨以消除外髁缺损,由于外翻膝多有松弛或反张畸形,远端截骨过多会导致膝关节松弛及过伸。而应采用骨水泥填充、远端垫片的方法来填补缺损。由于外髁骨质硬化明显,不建议用植骨的方法修复。

　　外翻角度的选择:说法不一。有作者建议外翻角减小,理由是减小外翻角有助于矫正外翻。同时由于髓腔入点可能不准确及髋内翻的原因,可能会导致外翻角增加。笔者认为,由于膝外翻其股骨干和胫骨干中线常发生内凹,其髓腔中点常常位于髁间窝中点偏内侧。在插入髓内导向杆时应较正常关节入点偏内 5~10mm 以确保准确进入髓腔并纠正骨干的外翻。在插入点正确的情况下,推荐偏大(6°或 7°)的外翻截骨,这样,在不增加股骨远端截骨量的同时,可以最大限度地缩小外髁骨缺损量,增加外髁截骨量还可以减小外侧间隙的软组织松解压力。同时适量保留内髁骨量,减小内侧副韧带松弛带来的内侧间隙增加的风险。

股骨远端前后轴线(Whiteside 线):由于股骨外髁的发育不良,后髁线已不能作为一个可靠的旋转对线标志,而前后轴线则可作为一个可靠的股骨假体内外旋定位参考轴线,可保证股骨滑车沟、髁间窝和股骨髁关节面获得一个正常的旋转位置。屈膝位和伸直位下通髁线均垂直于股骨力学轴和胫骨长轴。有效的韧带松解术有赖于上述基本理论和技巧的掌握,首先将假体与上述轴线进行正确对位,并使股骨假体在整个屈膝范围内与通髁线的距离相等。

此外,采用屈伸间隙技术也不失为一种良好的旋转定位方法。方法是先行股骨远端截骨后,屈膝位再行胫骨平台截骨,在外侧挛缩组织充分松解和韧带平衡完成后,采用屈膝间隙定位方法确定股骨旋转角度及截骨量,同样能获得一个良好的屈曲间隙及髌骨轨迹。

见图 3.2.16 至图 3.2.23。

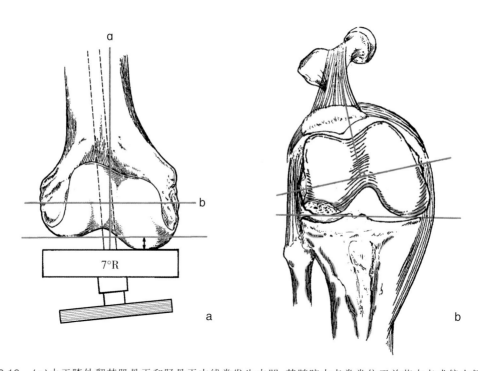

图 3.2.16 (a)由于膝外翻其股骨干和胫骨干中线常发生内凹,其髓腔中点常常位于关节中点或偏内侧。因此在插入髓内导向杆时应较正常关节入点偏内 5~10mm 以确保准确进入髓腔并纠正骨干的外翻。定向杆远端切模导向器应贴紧股骨内髁远端关节面,将内髁远端关节面作为正常的股骨远端截骨参考标志。远端截骨厚度应与假体厚度一致。某些病例可能导致股骨外髁远端截骨较少甚至切不到骨质,此时不宜盲目追加截骨,而后可能需要外侧植骨或加用垫片来补偿外髁远端的缺损。股骨远端切模定为 6° 或 7°外翻,这样在保证远端截骨面不追加截骨的同时,最大限度地消除外侧髁缺损。(b)同时,股骨后髁也可能因为发育不良而变小,使后髁失去旋转定位的参考意义,此时注意使用通髁线和 Whiteside 线辅助定位股骨髁假体的旋转位置。

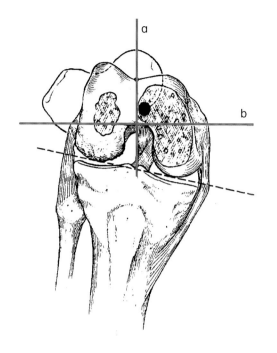

图 3.2.17　由于股骨外髁发育不良导致股骨远端及股骨后髁缺损，股骨远端截骨后可能外髁截不到骨质或缺损仍存在。屈曲位从股骨远端观，股骨外髁后方缺损导致不能以后髁线作为外旋定位的标志。此时股骨 Whiteside 线（a）可作为股骨假体旋转定位的参考线。前后轴线即股骨髁间窝的中点到股骨滑车最低点的连线，此线垂直于通髁线（b），投影位置通过股骨头中心。如果髁间窝被骨赘封闭而不能定位时，可选用后交叉韧带的外侧边缘作为髁间窝中点。注意此时由于股骨外后髁的缺损，即使进行了软组织松解，屈曲位的胫骨长轴也不与股骨前后轴线平行而是与其呈外翻成角。

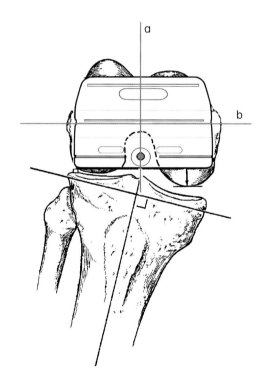

图 3.2.18　股骨多面截骨板的位置应使截骨后的平面垂直于股骨 Whiteside 线（a）、平行于通髁线（b），自内髁切除骨质的厚度应与假体的厚度相等（箭头所示），而缺损的外髁截骨量较少。这种截骨方法将关节线置于相对正常的位置并矫正了屈曲位外翻畸形，同时将股骨滑车沟置于正常的下肢力线轴上，胫骨关节面垂直于胫骨长轴截骨。

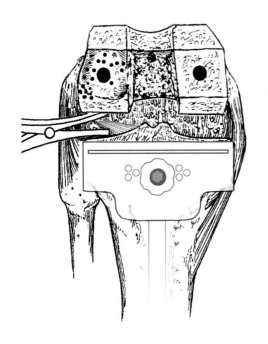

图 3.2.19 股骨关节面截骨完成后，进行胫骨侧截骨，注意保持截骨面垂直于胫骨长轴，矢状位 4°~7° 的后倾。通常胫骨侧骨缺损不明显，截骨完成后使用撑开器判断内外侧关节间隙是否均等并根据情况进行进一步松解。

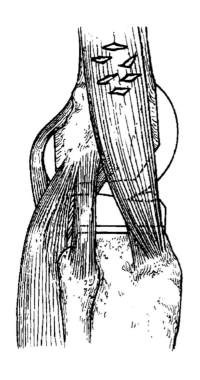

图 3.2.20 安装假体试模并评价膝关节屈曲、伸直位的稳定性。外侧副韧带、腘肌腱和关节囊后外侧角纤维附于股骨侧胫骨旋转轴心附近，因此上述结构对于屈曲和伸直均具有稳定作用。外侧副韧带和关节囊后角偏重于伸直位的稳定性，腘肌腱更偏重于屈曲位的稳定性。它们在膝关节的整个屈曲过程中均具有稳定作用。关节囊后外侧角的致密纤维与腓肠肌外侧肌腱相结合，尤其对伸膝的稳定性更重要。作为外侧的稳定结构，髂胫束和后关节囊对伸膝位外侧的稳定性更具临床意义。

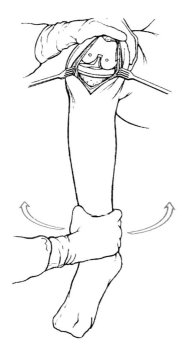

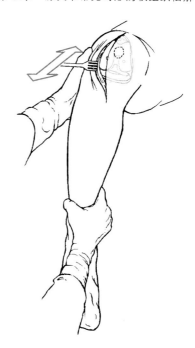

图 3.2.21　屈膝 90°位测试膝关节内外翻稳定性。一手握住踝关节,另一手固定膝关节,然后将髋关节内旋直至内侧副韧带紧张, 再外旋髋关节直至外侧副韧带紧张。通过观察内外侧间隙的大小及韧带紧张度评估关节内外翻稳定性。

图 3.2.22　屈膝 90°位旋转胫骨进行旋转稳定性测试。然后一手握住胫骨结节下方做胫骨前后抽屉动作,测试胫骨前后稳定性。

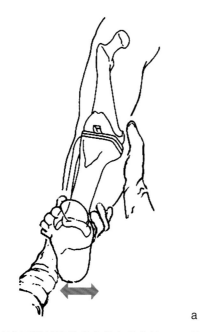

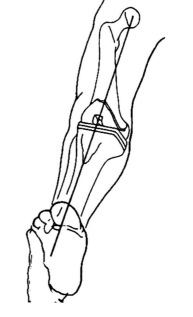

a

b

图 3.2.23　伸直位下测试膝关节内外翻稳定性。(a)利用下肢力线杆测试下肢力线。(b)然后,一手固定膝关节,另一手握住踝关节施加内外翻应力,通过观察膝关节内外翻幅度及内外侧关节间隙的变化评价韧带的张力及关节稳定性。

四、膝外翻的软组织平衡方法

与膝内翻不同的是,外翻根据屈伸位外侧稳定结构的不同功能、不同角度的畸形,其软组织挛缩部位不同,从而可以针对不同角度下的紧张度松解相应的结构以获得平衡。

止点位于股骨通髁线附近的韧带,也靠近膝关节屈伸时胫骨旋转的轴线,其功能在整个膝关节屈伸运动中均发挥作用。止点远离通髁线部位的韧带只在膝关节完全伸直或高度屈曲时发挥作用。即:止点靠近膝关节屈伸轴线附近的韧带,松解时可同时影响伸膝和屈膝;止点远离膝关节屈伸轴线的韧带,松解时或主要影响伸膝,或主要影响屈膝。在膝关节外侧,止点靠近通髁线部位的韧带包括外侧副韧带、腘肌腱和关节囊后外侧角。外侧副韧带是膝关节屈伸时均起稳定作用的结构,同时具有内翻和旋转稳定性。腘肌腱复合结构在屈膝和伸膝位被动内翻时具有稳定功能,但在胫骨围绕股骨外旋上的稳定意义更大,术中注意避免切断以免造成关节不稳定。Ranawat 报道,如果切断腘肌腱,术后关节外侧不稳的发生率将高达24%,而保留腘肌腱,术后外侧不稳定的发生率只有6%,腘肌腱的重要性可见一斑。关节囊后外侧角在伸膝时紧张,对关节的稳定作用最大,屈膝时稳定作用较小。上述三部分结构在屈曲和伸直位挛缩时可适当进行松解。髂胫束膝关节上方起点远离通髁线,膝关节完全伸直时垂直于关节线并提供膝关节的外侧稳定功能。当屈膝90°时,髂胫束则平行于关节面,对内翻应力无稳定作用,但可造成胫骨外旋。髂胫束的斜行纤维构成髌外侧支持带,屈膝时髂胫束的牵拉作用可直接造成髌外侧支持带紧张,进而影响髌骨轨迹。因此,在伸膝位外侧间隙紧张时可通过松解髂胫束和后外侧关节囊解决,而屈膝时髂胫束及髌外侧支持带的松解可改善髌骨外侧半脱位的趋势。

对于膝外翻畸形,外侧股骨髁缺损使正常的力学轴的定位关系发生了改变,而要想获得正常对线必须进行韧带平衡。了解上述原理有利于关节置换时制订合理的韧带平衡计划。

1.伸直位和屈曲位外侧间隙均紧张(见图 3.2.24 至图 3.2.36)

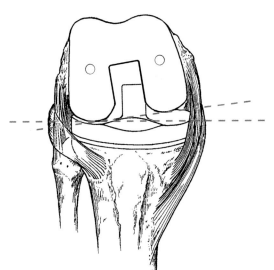

图 3.2.24 图中膝关节外侧结构紧张,内侧间隙异常张开,胫骨形成以外侧副韧带为轴的异常旋转。这种现象表明外侧结构中有可能是单纯的外侧副韧带紧张,也可能是腘绳肌复合结构紧张,或者是二者均紧张。而伸直位可能不会发现任何异常不稳的状况。

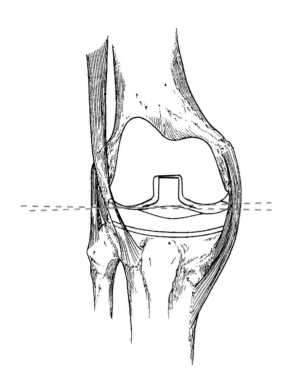

图 3.2.25　伸直膝关节，以同样方法进行内外翻、旋转和前后稳定性测试。此例外翻的关节外侧紧张而内侧松弛。外侧副韧带、腘肌腱、髂胫束和后外侧关节囊的挛缩均可导致伸直位的外侧间隙紧张。如果在屈曲位已经发现外侧副韧带紧张，则伸膝位外侧副韧带、腘肌腱和关节囊后外侧角三者之一或全部结构都可能紧张。这些附着于股骨外髁部位的结构是造成伸直位膝外翻的主要紧张结构。因此，在屈曲位松解上述结构之后，髂胫束和后关节囊等其他结构可能不需要再进行松解即可矫正伸直位和屈曲位外翻。

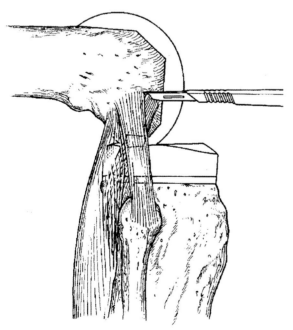

图 3.2.26　在屈曲 90°下，首先牵开腘肌腱，去除后外侧髁腘肌腱下方的骨赘（后外侧关节囊的籽骨会异常增大，一般不建议完全切除，可咬除部分增生骨赘）。然后视松紧情况松解外上髁的韧带，将肌腱从止点上部分松解并允许其回缩，注意尽量勿将其止点完全切断，以免造成术后关节不稳。

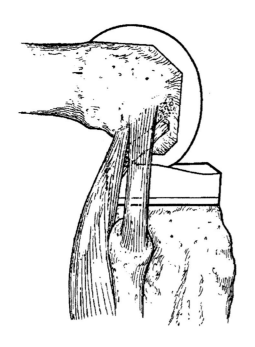

图 3.2.27　由于腘肌腱还与外侧副韧带和关节囊有纤维连接，因此松解后其止点回缩量只有 5~10mm。此时应重新测试松解效果并检查膝关节稳定性，如果仍有屈曲位外侧间隙紧张，则进一步从止点处松解外侧副韧带（注意去除股骨外后髁边缘骨赘），松解时保持外侧副韧带后方的关节囊完整。如果上述松解还不够，则进一步松解关节囊后外侧角。

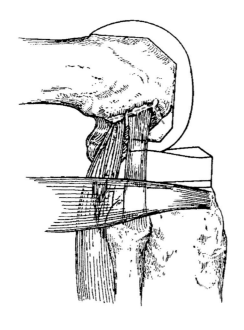

图 3.2.28　外侧副韧带、腘肌腱和关节囊后外侧角松解完成后，由于上述结构与周围结构有纤维连接，因此仍然附着于关节囊上，发挥膝关节的外侧稳定作用。由于上述结构造成屈曲位的外侧结构紧张，腘肌腱、外侧副韧带的松解以及少数情况下的关节囊后外侧角的松解基本上可以解决屈曲位的外侧间隙紧张。髂胫束和后关节囊主要维持伸直位的关节稳定，造成的异常应力也在膝关节伸直时产生影响。

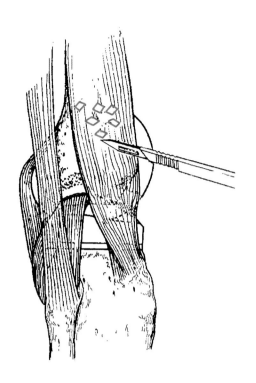

图 3.2.29 如果膝关节在伸直位时外侧仍紧张，应进一步松解髂胫束。松解应在紧贴关节线上方的髂胫束外膜进行。松解方法推荐使用多点切开术，这样可以最大限度地保持髂胫束的完整性，以便在髂胫束延长后仍与滑膜附着在一起，在伸膝位时继续发挥稳定作用。后交叉韧带、后关节囊和股二头肌也是伸膝位的外侧稳定结构，可在松解胫骨后外侧部时进行松解。

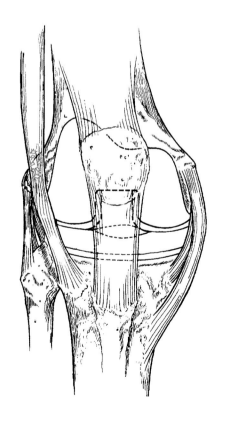

图 3.2.30 上述松解完成后，膝关节在伸屈位均达到了平衡，但由于内侧结构被拉伸、外侧结构被松解，有可能出现膝关节松弛现象。少数情况下可能出现外侧间隙仍然紧张，需要进行后外侧关节囊及外侧韧带结构的松解。

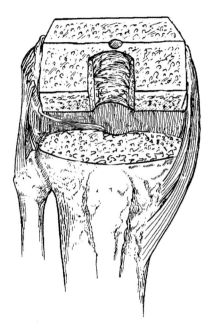

图 3.2.31　如果必须松解后关节囊,应移除胫骨平台垫,在屈膝 90° 下撑开膝关节。关节囊可在关节线附近被牵开然后自股骨后髁后方用弯形剥离子松解后关节囊,如图 3.2.42 所示。自胫骨侧的后外侧关节囊也可适当松解,必要时可进一步松解股二头肌腱止点。松解时应注意避免损伤已经受到牵拉的腓总神经。

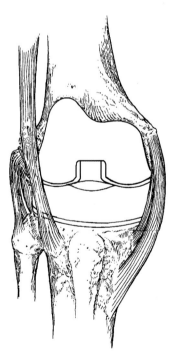

图 3.2.32　在屈膝和伸膝位外侧韧带应延长至与内侧副韧带相匹配的长度。然后使用加厚的平台垫以拉紧内外侧结构。

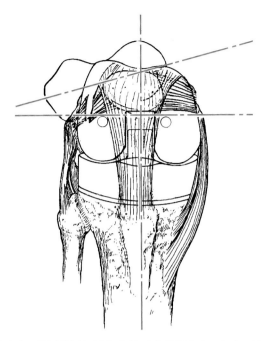

图 3.2.33　屈膝位韧带平衡良好,并因使用加厚垫获得适当的紧张度。此时股骨前后轴线通过股骨头中心并与胫骨长轴相重叠,外翻得到矫正,髌骨沿正常轨迹运动。

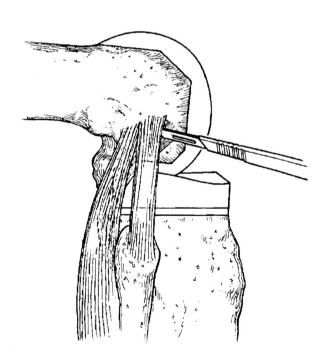

图 3.2.34　安装试模后有时会出现屈伸位的外侧间隙均紧张,伸膝位可能更明显。外侧副韧带同时影响屈曲和伸直间隙,腘肌腱更多地影响屈曲间隙。因此,出现图中所示的情况时,单纯松解外侧副韧带即可。用刀片将外侧副韧带股骨止点自骨面上锐性剥离,保持外侧副韧带和附近的关节囊和腘肌腱的附着以免出现过度松弛。

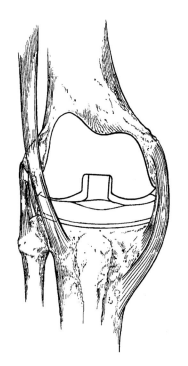

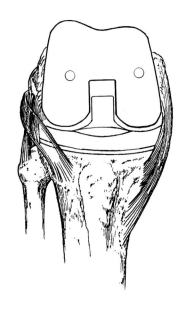

图 3.2.35 松解后伸膝位的稳定性仍由髂胫束、后关节囊、腘肌腱和关节囊后外侧角维持。

图 3.2.36 屈曲位的外侧副韧带松解对屈曲间隙紧张影响较小，这是由于外侧副韧带在屈曲位时本身就是轻度松弛的。而腘肌腱、关节囊后外侧角是屈曲位的主要外侧稳定结构。

2.屈曲位正常而伸直位外侧间隙紧张

由于外髁发育不良多表现为股骨远端,后髁相对较轻,因此此种情况最常见。主要与两个韧带有关:髂胫束和外侧副韧带。如前所述,外侧入路会行髂胫束多点切开及胫骨侧止点的剥离,松解得比较充分。外侧副韧带自胫骨侧及股骨侧均可得到方便的松解,有利于矫正伸直位外侧紧张。部分病例后关节囊籽骨(腓肠小骨)增生巨大,对伸直有一定影响,可酌情缩小骨赘,一般不建议切除。一则切除难度较大,二则籽骨上附有部分腓肠肌外侧头、后外侧关节囊及豆腓韧带,切除后恐造成后外侧不稳或损伤腓总神经。术前有外翻合并屈曲挛缩者(如类风湿),伸直位外侧紧张多见。此时股骨远端可适度追加截骨以改善伸直间隙。

见图 3.2.37 至图 3.2.43。

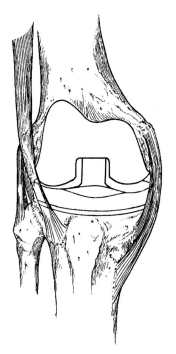

图 3.2.37　伸直位外侧间隙紧张而屈曲位正常，这是由于髂胫束挛缩导致，髂胫束挛缩造成伸直位外翻。

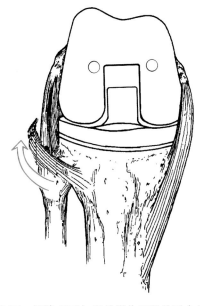

图 3.2.38　屈膝 90°时，股骨髁位于胫骨平台的正常位置，内外侧间隙也正常。这是由于屈膝时髂胫束平行于胫骨平台方向，其紧张造成胫骨外旋而非外翻。

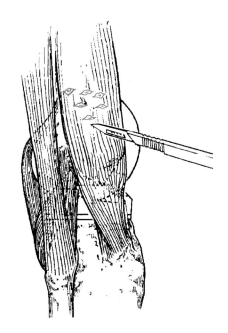

图 3.2.39　造成上述情况的原因主要是由于髂胫束过于紧张，因此第一步主要松解髂胫束。外侧入路在关节线上方行多点切开（如前所述）。

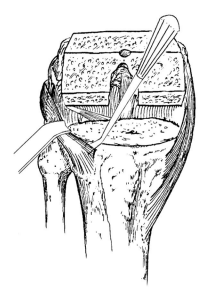

图 3.2.40　如果是内侧入路，则屈曲位牵开外侧关节囊及髌骨，显露髂胫束 Gerdy 结节止点，用骨膜剥离器或电刀行髂胫束止点的松解。

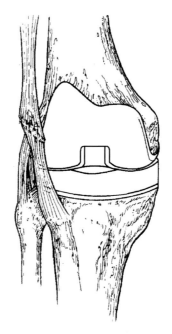

图 3.2.41　安装试模测试,此时伸直位关节内侧不再张开,屈曲位胫骨外旋的趋势也得到矫正。

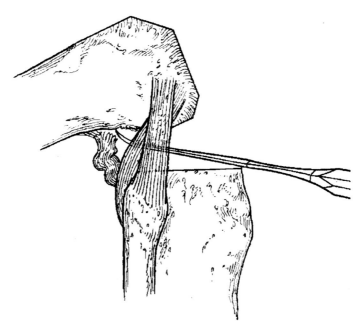

图 3.2.42　少数病例在松解髂胫束后伸直位的外侧间隙仍紧张,则需要进一步松解后外侧关节囊。去除平台垫以暴露外侧间隙,用弯形骨膜剥离器紧贴股骨外侧后髁向后进行松解。此步松解不影响屈曲位的外侧间隙。

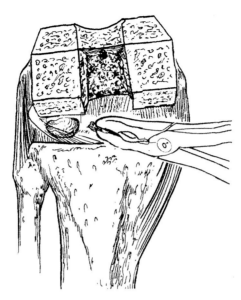

图 3.2.43　部分外翻病例后外侧关节囊籽骨增生明显,影响屈曲位外侧间隙,同时限制伸直。可用咬骨钳去除部分增生的籽骨边缘。由于该籽骨有豆腓韧带、腓肠肌外侧头及关节囊等部分止点,一般不完全切除。上述松解完成后,伸直位的平衡及稳定得到矫正。外侧副韧带、腘肌腱和后交叉韧带维持外侧稳定性。

3.伸直位良好而屈曲位外侧间隙紧张(见图 3.2.44 至图 3.2.49)

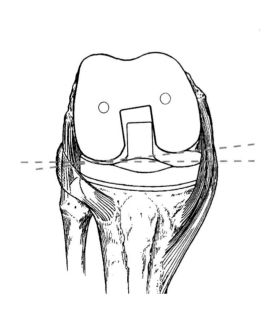

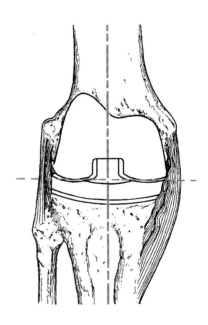

图 3.2.44　图中所示在屈曲位外翻应力下膝关节内侧间隙张开 4~5mm,而内翻应力时恢复。

图 3.2.45　而伸直位时膝关节力线和内外翻稳定性正常。

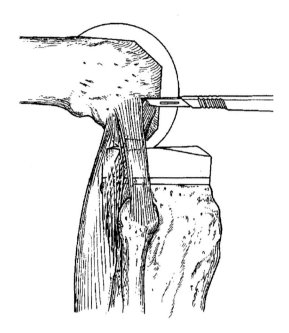

图 3.2.46   由于腘肌腱更多影响屈曲位外侧间隙,应首先进行松解。用刀片直接从骨面上锐性松解肌腱止点,保留肌腱与周围滑膜、关节囊和外侧副韧带的连接,以避免出现关节不稳定。

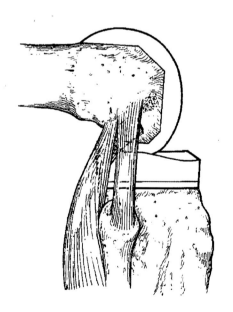

图 3.2.47   腘肌腱松解后其止点向远端回缩 5~10mm,愈合后仍然保留其外侧稳定功能。再次测试膝关节稳定性,如果屈曲位外侧间隙仍紧张,则进一步松解外侧副韧带,然后是关节囊后外侧角。

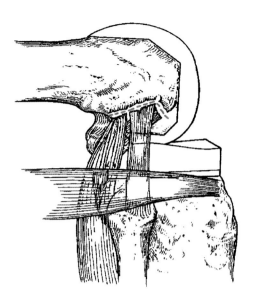

图 3.2.48　在腘肌腱、外侧副韧带和关节囊后外侧角直接从股骨侧止点上松解后,其残端结构仍然与周围滑膜及关节囊结构相连以继续发挥关节稳定作用。由于这些结构是屈曲位外侧的主要稳定结构,松解后基本可纠正屈曲位外侧间隙紧张状态。

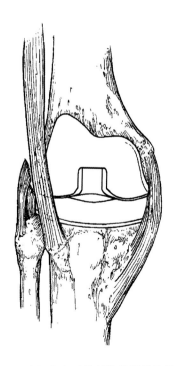

图 3.2.49　完全伸直时由髂胫束和后外侧关节囊维持伸直位关节的稳定性。

五、膝外翻的假体选择

对于固定性外翻畸形,韧带松解合理、适度,选择 CR 还是 PS 假体差别不大。对于严重外翻内侧结构拉伸导致 MCL 溃损的病例,选择髁限制型假体可能更为明智。而有一部分处于两者之间的外翻病例,内侧轻度拉伸,此时 PCL 的保留与否就显得尤为重要。如前所述,PCL 位于股骨中线内侧,为内侧二级稳定结构。外翻时由于 MCL 的拉伸,其二级稳定功能发挥作用。此时如果切除了交叉韧带,会导致内侧结构拉伸更明显,尤其是采用内侧入路时,由于显露等原因不可避免地要做一定程度的内侧松解。此时切除 PCL 使用 PS 假体会使原本轻度松弛的内侧间隙变得更加严重, 此时选用 PS 假体中的 Plus 垫片可造成一定程度的内侧不稳,而大多数病例不得不选择髁限制型假体(CCK)来解决。基于此,笔者认为此类型的膝外翻可采用 PCL 保留型假体,利用 PCL 补充内侧稳定性的不足。使用 CR 假体的条件是 PCL 相对完整,MCL 轻度松弛但未发生溃损,同时选用外侧入路更佳。CR 假体去骨量少,对于年轻患者保留骨量及提高运动能力更有意义(参见图 3.1.18 和图 3.1.19)。

见图 3.2.50 至图 3.2.52。

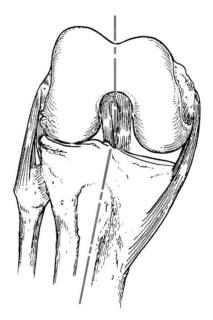

图 3.2.50　膝外翻时内侧副韧带松弛,此时后交叉韧带作为二级稳定结构维持内侧稳定性。

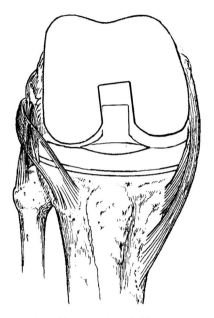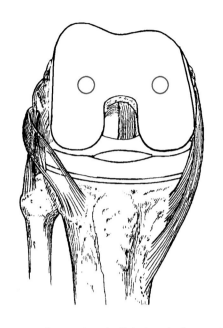

图 3.2.51 如果使用后稳定型假体，切除后交叉韧带后会出现内侧间隙增大的情况，导致屈曲和伸直位内侧不稳定。

图 3.2.52 使用后交叉韧带保留型假体，可利用 PCL 的存在维持内侧间隙的稳定性。

六、常见操作失误分析

1.失误一:屈曲和伸直间隙均紧张时过度松解了伸直位外侧结构(髂胫束和后外侧关节囊)

膝外翻伸直位外侧紧张最常见，因此伸直位外侧软组织结构的松解就变得尤为重要。由于股骨外后髁的缺损等原因，屈膝位外侧间隙紧张被忽略。术者往往只进行伸膝位稳定结构的松解，而屈伸位均有外侧间隙紧张时外侧副韧带的松解可同时解决屈伸紧张。由于伸直位外翻畸形较重，髂胫束的松解是必要的。在松解髂胫束后，必须松解影响屈膝间隙的腘肌腱。松解顺序很重要，在松解腘肌腱之前，后关节囊不宜过早进行松解。如果先松解关节囊，再松解外侧副韧带和腘肌腱，有可能出现伸膝位关节过度松弛。

见图 3.2.53 至图 3.2.58。

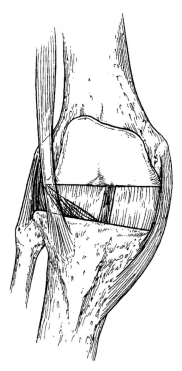

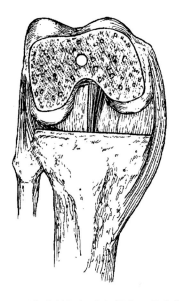

图 3.2.53 图中股骨远端关节面和胫骨近端已完成截骨,此时如有膝关节外侧间隙紧张,其原因可能是外侧结构中的一两个结构挛缩,也可能是所有的外侧结构均发生挛缩所致。

图 3.2.54 屈曲位外侧间隙也紧张,导致其紧张的挛缩结构只发生在外侧副韧带和腘肌腱,少见于关节囊后外侧角,不可能发生于髂胫束或后关节囊。术者应了解最重要的一点是,多数病例伸直位的挛缩可能由于外侧副韧带、腘肌腱或后外侧关节囊的挛缩引起(包括后外侧关节囊骨赘),而不是由单纯影响伸直间隙的髂胫束和后关节囊挛缩导致。

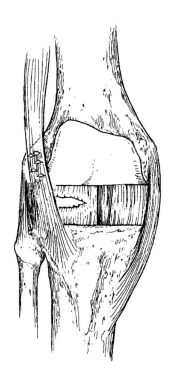

图 3.2.55 单纯髂胫束和后关节囊的松解只对伸直位的外侧挛缩有改善,而外侧副韧带、腘肌腱和后交叉韧带对屈伸位挛缩均有影响,对屈曲位的外侧紧张影响更大。

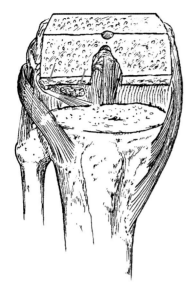

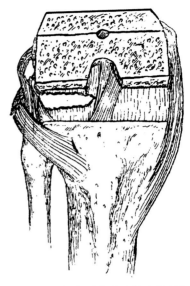

图 3.2.56 矫正屈曲位的外侧结构挛缩，需要同时松解外侧副韧带、腘肌腱和后外侧关节囊。

图 3.2.57 图示在任何其他改善伸直位外侧间隙的结构松解之前进行髂胫束和后外侧关节囊的过度松解后，屈曲间隙取得平衡。

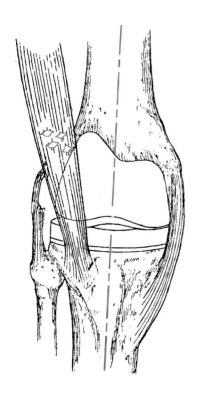

图 3.2.58 由于最先松解了髂胫束和后关节囊，在松解完外侧副韧带、腘肌腱和 PCL 之后，屈曲位外侧间隙改善了，而伸直位外侧间隙发生了过度松弛。

2.失误二:只进行伸直位外侧结构的松解,忽略了屈曲位外侧结构紧张而导致股骨旋转截骨定位错误

　　此种情况发生于胫骨优先截骨的 PS 假体置换中,术中只进行伸直位外侧松解 (髂胫束),而外侧副韧带、腘肌腱或后外侧关节囊仍处在挛缩状态,此时在屈膝位截骨获得屈膝间隙。伸膝间隙平衡虽然得到了矫正,但当膝关节屈曲时,腘肌腱、外侧副韧带和关节囊后外侧角仍较内侧结构紧张,造成股骨外旋。此时以胫骨平面为基准行股骨前后髁截骨会发生截骨面过度内旋(外翻),造成屈膝位外翻的矫正失败并且造成滑车内移、髌骨轨迹不良。

　　见图 3.2.59 至图 3.2.65。

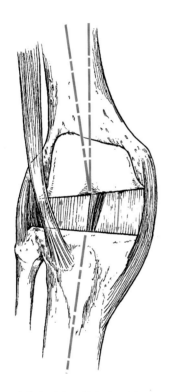

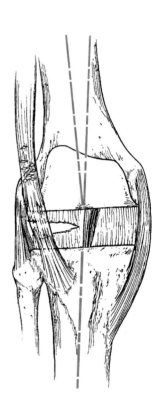

图 3.2.59　膝外翻时由于外侧多个结构紧张而发生外侧伸膝间隙变窄。这些结构包括髂胫束、外侧副韧带、后外侧关节囊、腘肌腱等。

图 3.2.60　只通过松解单纯影响伸膝间隙的髂胫束和后外侧关节囊矫正了伸膝间隙平衡,而屈膝间隙未得到改善。

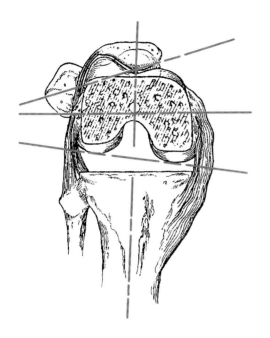

图 3.2.61 当膝关节屈曲时,由于股骨外髁的缺损,外侧间隙变窄不明显,外侧韧带不平衡状态可能不容易被发现,而错误地认为外侧副韧带和腘肌腱是正常的。

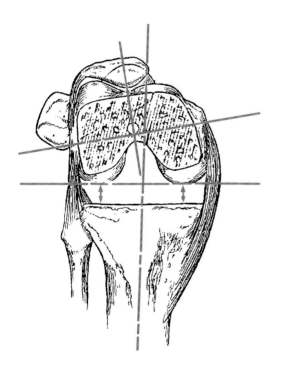

图 3.2.62 插入间隙垫时,股骨由于外侧结构紧张、内侧结构松弛而发生外旋,而且股骨外髁的缺损或发育不良,表面上看关节间隙是对称的。但此时前后轴和通髁线则发生向外倾斜。垂直于关节线的垂线位于前后平面之外而未指向股骨头中心。在这种错觉的情况下进行定位截骨,使股骨后髁截骨面和胫骨截骨面平行,就会发生严重的股骨假体旋转对线错误。

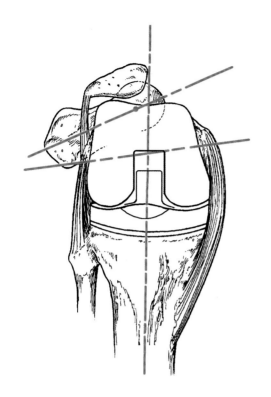

图 3.2.63 安装假体后，股骨处于外旋位而安装的假体是内旋的。尽管屈曲间隙是平衡的，但关节线已不在正常的下肢力线和前后轴上。胫骨垂直位时，髋关节外旋，通髁线向外倾斜。髌骨则相对于滑车沟发生外移，此时的滑车沟并不指向股骨头中心，而是偏向内旋状态。

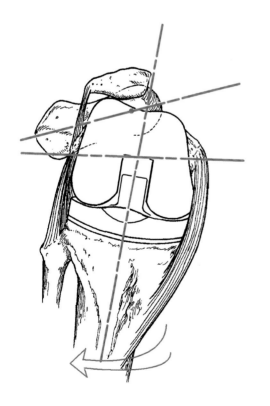

图 3.2.64 当髋关节回到正常功能位时，通髁线平行于地面，胫骨则处于外翻位，表明股骨假体发生了内旋，髌骨相对于新的滑车沟发生外移，造成严重的髌骨轨迹不良，外侧支持带紧张，即使松解了外侧支持带之后，改善仍不明显。

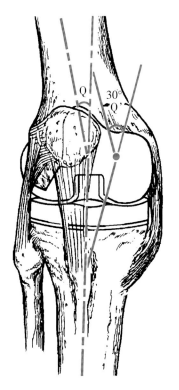

图 3.2.65　随着膝关节完全伸直，由于先前已进行了伸直位对线的平衡，关节内外翻对线恢复正常。然而，内旋的股骨假体使其滑车沟发生内移，造成股四头肌的 Q 角异常加大，髌骨发生向外侧半脱位的趋势。

3.失误三：利用已发生缺损的外髁作为股骨远端内外翻定位参考线

有股骨外髁缺损的膝外翻，如果以股骨外髁为截骨参考或执意要通过截骨消除骨缺损时，会造成股骨髁远端截骨过多，造成伸直位关节线升高，内侧伸膝间隙增加，使屈伸间隙难以达到平衡，尤其是伸膝时可能出现不稳或反张。股骨假体上移导致髌骨相对低位，屈膝出现髌骨撞击。内髁截骨过多还可导致内侧副韧带股骨止点受损。

见图 3.2.66 至图 3.2.74。

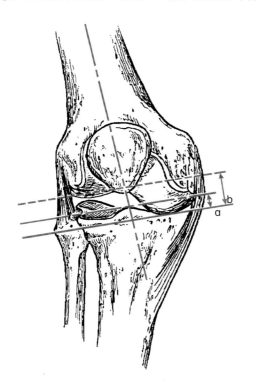

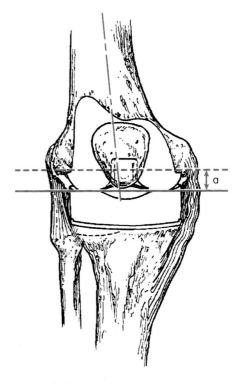

图 3.2.66　图中距离 b 代表以股骨外髁为基准的股骨远端截骨量,a代表股骨假体的厚度。截骨过多导致伸直位关节线升高(b−a),并使截骨面侵及内侧副韧带止点。

图 3.2.67　截骨过量导致股骨假体上移,股骨假体的厚度(a)不足以维持内侧副韧带的正常张力,只能使用加厚的胫骨平台垫补偿,从而导致关节线抬高。外侧副韧带已进行了松解,但内侧副韧带仍显过度松弛,因此不得不进行韧带抬高术或使用限制型假体。关节线升高后还容易发生屈膝位髌骨撞击征。

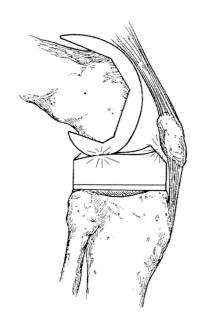

图 3.2.68　侧位观:关节线升高后伸直位不得不使用加厚的胫骨垫片,而此时假体的前后径并未改变,由此造成屈膝间隙过度紧张和髌骨撞击。

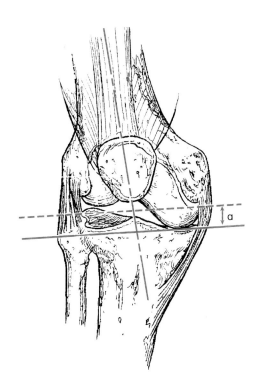

图 3.2.69　解决上述问题的要点是利用相对正常的股骨内髁作为截骨定位参考线，自股骨远端的截骨量与股骨假体的厚度相等(a)。如果外髁缺损过大，可能截不到外髁的骨质，但股骨髁前后斜面截骨仍然可以截到部分骨质以安放股骨假体(参见图3.2.16和图 3.2.17)。

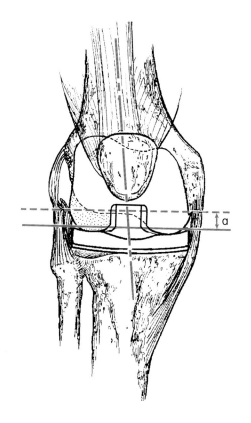

图 3.2.70　上图的截骨(a)完成后，内侧副韧带很容易恢复正常的张力而不需要加厚的胫骨平台垫。根据需要进行外侧副韧带的松解以适应外髁远端增厚的状态。

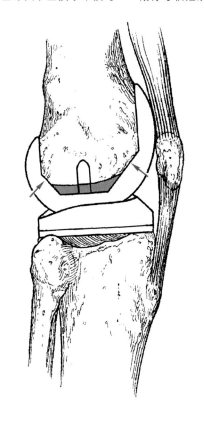

图 3.2.71　虽然股骨外髁远端有骨缺损存在，但股骨前后髁及斜面仍然可以截出标准的骨床并足以支撑固定股骨假体。这样，既维持了关节线的正常位置，也维持了内侧副韧带的张力，并消除了低位髌骨的风险。参考图 3.1.13 至图 3.1.20 胫骨缺损的解决方法，股骨外髁远端的缺损部位小者可通过钻空后行骨水泥充填、植骨或使用金属垫片的方法解决。

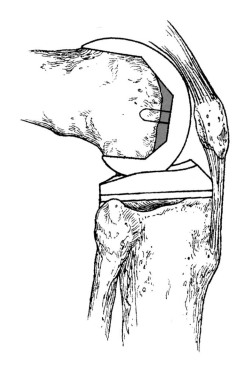

图 3.2.72　屈膝间隙良好，髌骨无撞击。

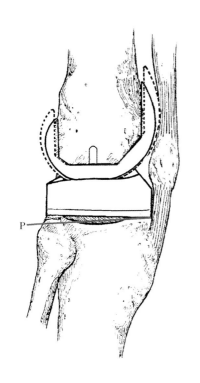

图 3.2.73　一旦发生了股骨远端过度截骨的问题，可采用补救的方法，即减小股骨假体型号，可一定程度增加后髁截骨量，同时适当增加胫骨平台后倾角度(红线)，用这两种方法改善屈曲间隙。

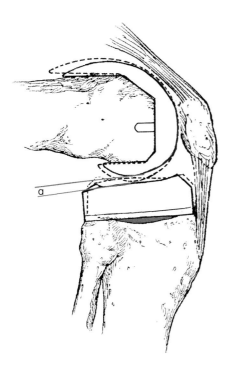

图 3.2.74　在减小股骨假体型号增加后倾角后，屈曲位即可获得额外的间隙(α)。降低屈曲间隙的紧张度，同时增加胫骨平台后倾，可减小髌前撞击的发生概率或增加屈曲角度。这样可获得一个相对满意的功能，特别是屈曲角度可有适量增加。屈伸间隙一致后，用加厚的胫骨垫片来补充间隙的增加。

4.失误四:内侧副韧带松弛时以胫骨平台为参照导致股骨旋转定位不当,髌骨轨迹不良

此类情况与"错误二"造成的结果相似,见于后髁发育正常而内侧副韧带松弛的外翻。外翻导致内侧副韧带松弛,此时使用撑开器撑开关节后,由于内侧间隙松弛导致股骨过度外旋;使用撑开器进行内旋截骨,则出现股骨假体外旋不够或内旋,从而造成髌骨轨迹不良。

见图 3.2.75 和图 3.2.76。

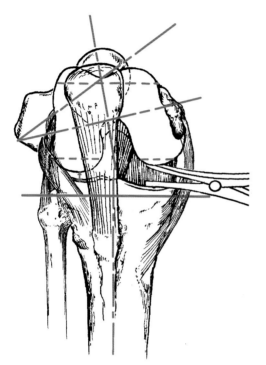 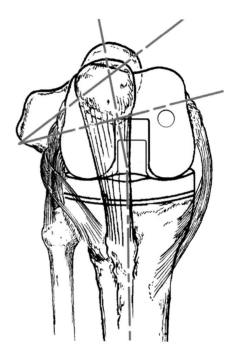

图 3.2.75　外翻导致内侧副韧带松弛,如果屈膝时使用撑开器,内侧关节间隙则撑开过大,导致股骨和髋关节发生外旋,使通髁线向外侧倾斜,股骨滑车沟外移。此时平行于胫骨平台进行股骨后髁定位截骨,虽然关节间隙恢复了正常,但这是由股骨假体过度内旋得到的,其结果是股骨滑车沟内移。

图 3.2.76　假体植入后,虽然膝关节是稳定的,但股骨和髋关节仍然保持外旋状态,由于滑车沟内移,屈膝时发生髌骨脱位或半脱位。

上述问题的解决方法是:在软组织平衡程度不明朗之前,最好不使用间隙平衡法定位截骨,使用通髁线或 Whiteside 线协助测量截骨法更客观。截骨后的间隙不平衡主要通过屈膝位松解外侧结构来解决,如腘肌腱的松解、外侧后关节囊骨赘的去除、侧副韧带松解等等。即使用间隙撑开器定位,截骨前一定要用通髁线或 Whiteside 线验证,是否存在旋转定位不当。

第三节　难伸之隐:屈曲挛缩

一、屈曲挛缩的病理

屈曲挛缩畸形(flexion contracture)临床上很常见。作者将其分成两类:一类是以骨关节病为基础病因的屈曲挛缩畸形,一类是以炎症性关节病为基础病因的屈曲挛缩畸形。

骨关节病为基础病因的屈曲挛缩畸形程度大多比较轻微,一般不超过 30°。主要以内侧副韧带及后内侧关节囊挛缩为主要病理变化。

炎症性关节病如类风湿、强直性脊柱炎等为基础病因的关节病屈曲挛缩可能更严重,高度屈曲挛缩畸形多见于此类疾病。其形成原因主要是由于慢性炎症及疼痛导致患者长期的屈曲体位,导致内外侧副韧带、前后后交叉韧带、后关节囊等的挛缩粘连,进而关节外结构如髂胫束、腓肠肌内外侧头、腘绳肌群等膝关节附近肌肉止点的挛缩及粘连。能负重及活动的患者可有骨赘增生表现,而长期卧床者表现为骨萎缩,多伴有不同程度的骨质疏松。

临床上,按照屈曲挛缩的程度分为:Ⅰ度为 0°~10°,Ⅱ度为 10°~30°,Ⅲ度为大于 30°。60°以上为高度屈曲挛缩畸形,手术难度非常大,术后效果也各报道不一。但屈曲挛缩的矫正难度不单纯与挛缩角度有关,也与挛缩的时间长短及原发病等因素相关。

截骨及韧带平衡方法

截骨之前,此类患者首要的难题是显露。屈曲挛缩是一种全关节的韧带及软组织病变。显露时应首先自胫骨侧小心剥离内侧副韧带至胫骨后内侧,切除前交叉韧带,清理髌骨、髌腱及四头肌周围纤维粘连。如果股骨远端显露充分,先行股骨远端截骨。如果有纤维强直,显露股骨远端困难,则应考虑先行胫骨平台定位截骨。截骨和显露及韧带平衡交替进行,随时测试并调整。

屈曲挛缩畸形的截骨和韧带平衡的原则是将此类病例看成是伸膝间隙小于屈膝间隙。因此,股骨远端追加截骨的趋势增大。骨关节病的屈曲挛缩多由内侧韧带及骨赘导致,将韧带松解和骨赘清理作为屈曲挛缩矫正的主要目标。屈曲角度不大,股骨远端追加截骨一般不超过 4mm。同时应防止追加截骨过度造成韧带松解及骨赘去除后关节不稳的发生(参见图 3.2.49 至图 3.2.51,图 3.2.37 至图 3.2.40)。高度屈曲挛缩追加截骨量可能会相应增大,但股骨和胫骨追加截骨量应根据韧带平衡效果进行综合考虑,如果没有十足的把握,不可一次性截骨过多,留待韧带平衡完成后补充截骨比较稳妥。

轻度屈曲挛缩者,可将其视为屈曲间隙大于伸直间隙来考虑,截骨和假体选择角度应做如下调整:①适当增加股骨假体型号可以减小屈曲间隙而不减小伸直间隙,这样在胫骨适当增加截骨后只增加伸膝间隙而不增加屈曲间隙,前提是增加的股骨假体内外侧不能超覆盖。目前很多公司设计有窄板股骨髁假体,可选择应用。②可适当增加股骨远端截骨量以增加伸直间隙而不增加屈曲间隙。③适当减小胫骨平台后倾角以减小屈曲间隙并增加伸直间隙。

　　屈曲挛缩较严重者,其屈曲间隙和伸直间隙均紧张,可以进行如下操作:①增加股骨远端的截骨量以单纯改善伸直间隙;②减小股骨假体型号以改善屈曲间隙;③胫骨平台追加截骨可同时改善屈曲间隙和伸直间隙;④严重的屈曲挛缩畸形在评价关节稳定性后有时可能需要使用限制型假体。韧带平衡方法如下:①关节囊骨赘的清除和后关节囊的松解;②根据选择假体的类型进行 PCL 的松解或切除;③由于 PCL 影响伸直,大于 30°的屈曲挛缩畸形最好使用 PCL 替代型假体以保证畸形的矫正更充分。

　　见图 3.3.1 至图 3.3.3。

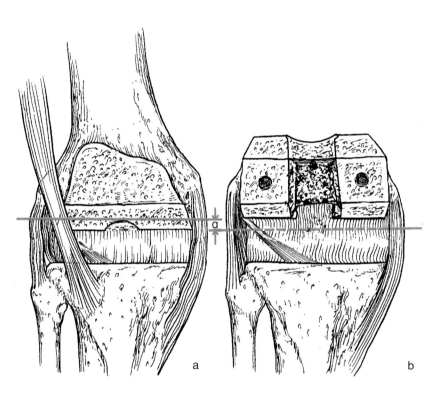

图 3.3.1　处理屈曲挛缩时,应将其视为屈膝间隙大于伸膝间隙。伸直位发挥功能的韧带如髂胫束、内侧副韧带后束和后关节囊等结构伸膝时过度紧张,导致伸膝间隙变小(a)。屈曲位发挥作用的韧带如外侧副韧带、腘绳肌群和内侧副韧带前束则相对松弛(b)。韧带平衡完成后,股骨远端追加截骨量为 a。

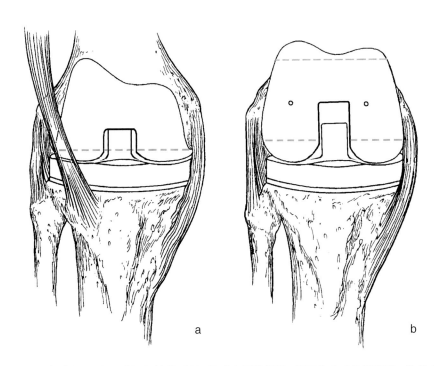

图 3.3.2　增大股骨假体的型号即增加假体前后径,可减小屈膝间隙,但不会改变伸膝间隙。常规自股骨远端截除与假体厚度相等的骨质,然后自胫骨远端增加截骨厚度而不增加胫骨假体厚度,这样即可增大伸膝间隙使膝关节伸直(a)。而增大股骨假体型号意味着减小股骨后髁的截骨量,这样即可减小屈膝间隙并补偿胫骨近端截骨过多造成的屈膝间隙增加。但如果屈曲间隙也紧张时,减小股骨假体型号即可(b)。同时追加股骨远端截骨 2~4mm 来增加伸膝间隙。

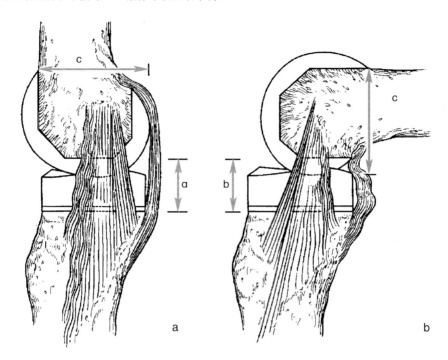

图 3.3.3　膝关节侧面观,股骨假体型号增加后,股骨后髁的截骨量减少,股骨前后距离(c)增加。这就减小了屈膝间隙(b)使之与伸膝间隙接近(a)。减小胫骨平台后倾角使截骨面与胫骨长轴垂直,即意味着增加平台前方的截骨量,减小平台后方的截骨量,即可调整伸屈膝间隙达到平衡。

二、内翻合并屈曲挛缩

多数内翻畸形均合并不同程度的屈曲挛缩,其内侧副韧带也发生挛缩及粘连,关节内侧间隙增生的骨赘可加重屈曲挛缩。处理屈曲挛缩的第一步是去除平台内侧、股骨侧 MCL 止点及后关节囊所有增生的骨赘,然后评估韧带的紧张度。对紧张的韧带进行松解,然后重新评估屈曲挛缩程度。几乎所有的屈曲挛缩均可通过韧带平衡得到减轻,少数病例残留的屈曲挛缩畸形可通过适当调整截骨(如前述)进行矫正。

见图 3.3.4 至图 3.3.7。

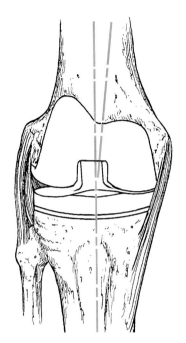

图 3.3.4　安装假体试模后，由于内侧副韧带挛缩，内翻畸形仍然存在。外侧关节间隙张开，施加外翻应力时发现内侧紧张。

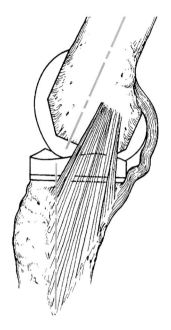

图 3.3.5　紧张的内侧副韧带（后束为主）还使膝关节伸直受限，同时因其束缚导致后关节囊不能充分紧张。

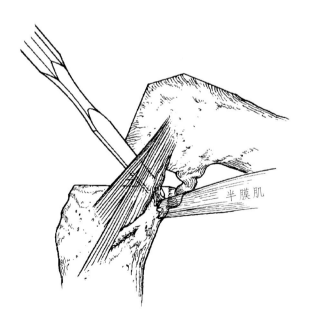

图 3.3.6　矫正上述畸形时的韧带松解顺序非常重要。导致膝关节屈曲挛缩和内侧间隙紧张最常见的原因是内侧副韧带后束的挛缩。首先松解内侧副韧带后束，然后重新检查关节稳定性和活动度。此时多数情况下内侧间隙仍然紧张，如果屈曲挛缩和内侧间隙紧张仍然存在，可继续松解内侧副韧带前束。

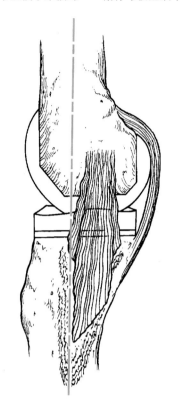

图 3.3.7 此时内侧副韧带得到完全松解,屈曲挛缩得到矫正。后关节囊也随着膝关节的充分伸直恢复正常的紧张度,发挥二级稳定功能。注意松解顺序,在膝内翻和屈曲挛缩同时存在的情况下不能首先松解后关节囊。因为屈曲挛缩可能是由于膝内翻内侧副韧带挛缩导致,首先松解后关节囊并不能矫正屈曲挛缩,否则再继续松解内侧副韧带后有可能导致伸膝位内侧间隙过度松弛。

上述松解完成后,屈膝间隙和伸膝间隙达到平衡。如果后关节囊挛缩的存在而导致膝关节仍不能完全伸直,则此时再进行后关节囊的松解。

见图 3.3.8 至图 3.3.11。

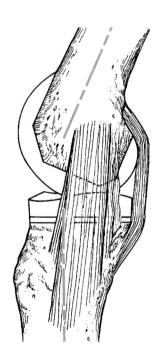

图 3.3.8 内侧副韧带后束松解后,关节内外侧稳定性正常,但膝关节仍不能完全伸直。这是由于后关节囊紧张导致。

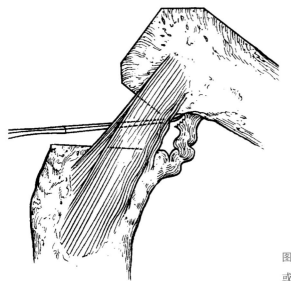

图 3.3.9　去除胫骨试模垫,用弯形窄的骨膜剥离器或电刀自股骨侧向近端松解后关节囊。

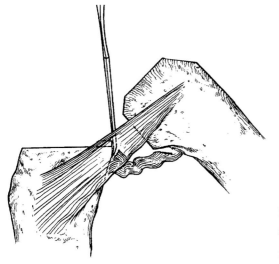

图 3.3.10　对于过屈膝关节,自胫骨后方内侧用同样方法松解后关节囊。注意保护外侧的腓总神经,避免损伤。

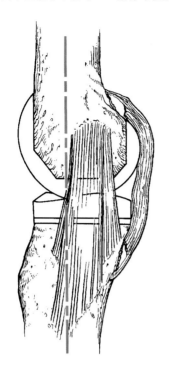

图 3.3.11　后关节囊松解完成后，膝关节完全伸直，侧副韧带张力达到平衡。

如果松解后关节囊后仍不能得到完全伸直，此时不宜再进行过度的侵入性松解，应行股骨远端适度的追加截骨，增加伸直间隙来矫正。

三、外翻合并屈曲挛缩

外翻合并屈曲挛缩者多见于炎症性关节病，外翻角度不大，主要以屈曲挛缩为主，同时伴有膝关节外侧间室狭窄。单纯骨关节病膝外翻也可见屈曲挛缩者，如外侧半月板切除后的膝外翻、股骨外髁或外侧平台骨折继发外翻等。与内翻合并屈曲挛缩相比，此类屈曲挛缩伸直位紧张比较显著。手术入路主要以内侧髌旁入路为主，松解方法和顺序参见第 3 章第二节。截骨和松解时应注意以下几点：①股骨远端截骨量应适度增加 2~4mm；②假体选择偏大一号以适当减小屈曲间隙；③松解时除注意后外侧关节囊骨赘的去除和伸直位外侧结构的松解外，重点关注髌骨轨迹的调整。

1.高度屈曲挛缩

大于 60°的高度屈曲挛缩主要见于炎症性关节病，属全关节病变，包括内外侧韧带结构的粘连、挛缩及三个间室的狭窄。松解内容包括内外侧副韧带、髂胫束及后关节囊。软组织平衡完成后，残余的屈曲挛缩通过股骨远端追加截骨以改善伸膝间隙（追加截骨量一般不超过5mm）。

见图 3.3.12 至图 3.3.15。

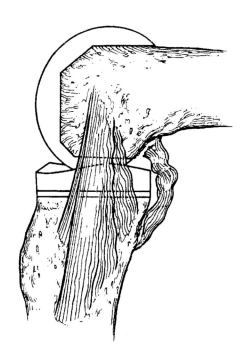

图 3.3.12　屈膝时韧带平衡良好，张力正常。股骨髁位于胫骨平台正常位置上。

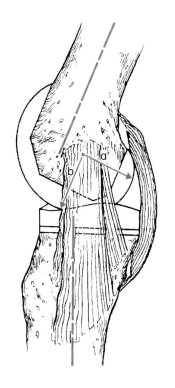

图 3.3.13　伸膝时内外侧副韧带过度紧张，限制关节完全伸直。由于屈膝稳定性良好，距离(a)应保持不变，缩小距离(b)即可得到完全伸直。

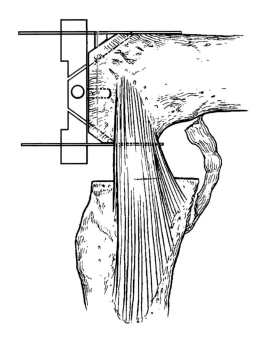

图 3.3.14　股骨远端追加截骨可减小其伸膝时的凸轮效果。追加股骨远端截骨量而不增加股骨前后髁的截骨量以单独改善伸直间隙。

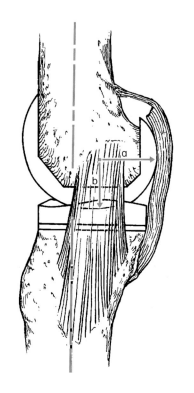

图 3.3.15　距离(b)减小后,膝关节即可完全伸直,由于距离(a)没有改变,因此在屈膝位时关节稳定性不变。

上述松解完成后,膝关节基本可以达到平衡。在伸直的过程中由于髂胫束的逐渐紧张而出现偏外翻的现象,同时会伴有不同程度的残余屈曲挛缩。此时可按前述膝外翻内侧入路的方法进行髂胫束的松解。松解后即可同时矫正外翻和残余的屈曲挛缩。如果仍有屈曲挛缩存在, 建议不必再进行韧带的松解或过度截骨。因为过度的松解和截骨会造成关节韧带的松弛、不稳以及关节运动学问题。例如,股骨远端过度追加截骨不但造成关节线的抬高,也可导致假体型号过小而同时增大已经松弛的屈曲间隙,从而导致关节不稳和运动学异常。

见图 3.3.16。

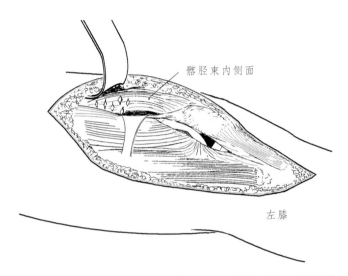

髂胫束内侧面

左膝

图 3.3.16 高度屈曲挛缩病例髂胫束也发生挛缩。前束松解后在伸直时由于髂胫束的紧张可造成屈曲挛缩的膝关节在伸直后发生外翻改变,此时可自股外侧肌与髂胫束之间分离,向外牵开髂胫束,进行多点切开。这样可以矫正屈曲挛缩膝关节伸直位的外翻倾向,并协助矫正膝关节使其充分伸直。也可外翻髌骨,在髌腱外侧髂胫束 Gerdy 结节止点进行松解。

2.残余屈曲挛缩畸形的处理方法

高度屈曲挛缩畸形,一般不建议也不太可能在术中一次性矫正,留下 20° 左右的残余畸形很常见, 术后可进行康复锻炼逐渐伸直。康复方法包括缓慢压腿和间断性下肢皮牵引治疗,逐渐伸直膝关节。对于长期卧床骨质严重疏松的病例,皮牵引更安全。炎症性关节炎的病例,韧带都比较薄弱,术后残余畸形很容易矫正。即使不能完全矫正,残余 5°~10° 的屈曲挛缩是可以接受的。正如 Richard Scott 所言,宁可让膝关节术后有 10° 的屈曲挛缩,也不能让其有 10° 的反张,即稳定压倒一切。

四、常见操作失误分析

1.失误一：在韧带平衡和骨赘切除之前，股骨远端过多增加截骨矫正屈曲挛缩

　　此失误忽略了韧带的挛缩和骨赘对屈曲挛缩的影响。即使通过股骨远端追加截骨使膝关节伸直了，在继续矫正韧带平衡并去除骨赘后可引发一系列的屈伸间隙的不平衡。即使韧带能达到平衡，过度增高的关节线亦可引发一系列运动学问题。

　　见图 3.3.17 至图 3.3.23。

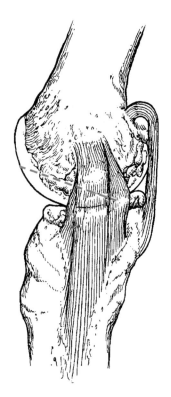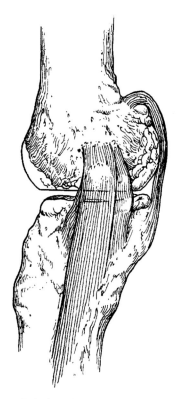

图 3.3.17　屈曲畸形时内侧副韧带挛缩，关节边缘骨赘增生撑起挛缩的韧带和后关节囊，加重屈曲畸形。

图 3.3.18　在去除骨赘和平衡韧带之前行股骨远端关节面截骨，使膝关节完全伸直。

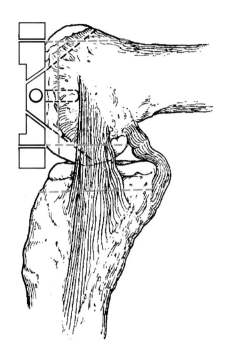

图 3.3.19 股骨和胫骨截骨依照标准方法进行，截除与假体厚度相等的骨质。

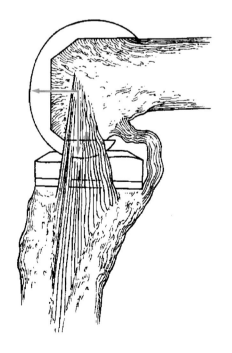

图 3.3.20 骨赘是造成屈膝挛缩的主要原因。去除骨赘、安装试模后，关节面升高，但这并不影响屈膝位的韧带平衡。

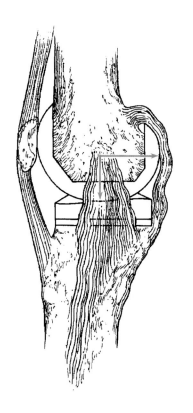

图 3.3.21　关节伸直时，由于先前股骨远端截骨过大而导致伸膝间隙松弛，不得不使用加厚的胫骨平台垫。

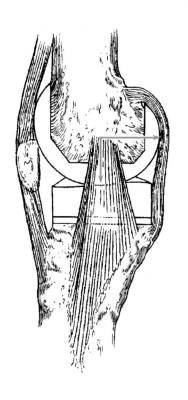

图 3.3.22　这就使伸膝位胫骨近端的厚度增加以稳定伸膝位的膝关节,造成关节线抬高和低位髌骨。

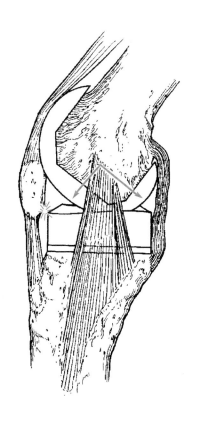

图 3.3.23　在前面屈膝位平衡良好的情况下,胫骨平台厚度增加势必造成屈膝困难和屈膝位髌骨撞击。

2.失误二:通过胫骨平台截骨矫正屈曲挛缩

这是比较低级的失误。膝关节不能伸直时,胫骨平台追加截骨可以使之伸直,但平台截骨的增加同样会增加屈膝间隙,使原来正常的屈膝间隙加大,造成屈膝不稳定。同时,平台过多的截骨还会导致关节线下移、高位髌骨等问题。解决方法为再次股骨远端追加截骨,增大伸直间隙,同时使用加厚的平台垫改善屈膝和伸直间隙。

见图 3.3.24 和图 3.3.25。

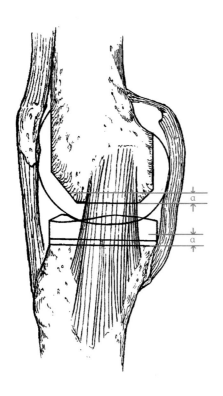

图 3.3.24　胫骨过度截骨，膝关节屈曲挛缩得到矫正，关节伸直，但关节线下移(a)，出现髌骨高位。

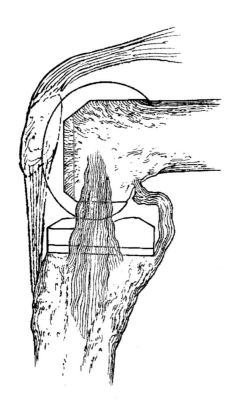

图 3.3.25　屈膝时，屈膝间隙过大，MCL 松弛，关节不稳，髌骨弹响。严重者可导致 PS 假体脱位。

第四节　自由的限制:膝反张及关节不稳定

初次置换术前的膝关节不稳定可以分为两类:一类是内外翻等畸形造成的骨缺损而导致不稳定;另一类是由于韧带损伤或因前述畸形加重导致的韧带拉伸或溃损而出现的不稳定。因骨性原因导致的不稳定在截骨和韧带平衡完成后会恢复正常,而由于韧带原因导致的不稳定则需要使用限制型假体解决。膝关节不稳定见于以下几方面:①严重膝内翻,外侧副韧带挛缩及内侧平台缺损(此类畸形参见第 3 章第一节);②严重膝外翻,尤其见于外髁发育不良的外翻,外翻角度越大,不稳定发生率越高。其原因主要是股骨远端外髁发育不良及严重外翻引起的内侧副韧带拉伸或溃损。

膝反张(recurvatum knee)临床上较少见,主要有以下几种原因:①发育或外伤导致骨性结构和韧带松弛导致的反张。如前所述,内外翻畸形严重者均可导致不同程度的后内侧或后外侧结构溃损,导致反张。②肌张力下降,伸膝动力不足、肌张力增强及痉挛导致的反张。如小儿麻痹后遗症、下肢神经或脊神经损伤等。③膝关节置换术后韧带松弛或损伤而导致反张。所有反张均有较严重的内外侧韧带松弛,临床上很难处理。对于绝大部分膝反张关节,尤其是膝关节置换术后的膝反张,多因韧带损伤及功能不全造成。这部分病例限制型和半限制型假体是其最佳选择。对于那些韧带完整性尚好的病例,如膝关节在整个活动范围内均显松弛的膝反张,可通过增加胫骨平台垫的厚度矫正,增加平台垫厚度后可在整个屈伸范围内增强韧带的张力。如果反张的膝关节只在伸直位明显而屈曲位是稳定的,这样的膝关节可作为伸膝间隙大于屈膝间隙来处理,通过调整截骨即可得到矫正。即使用相对小号的股骨假体并减小股骨远端的截骨量,同时增加胫骨平台后倾角度,这样可适当减小伸膝间隙而增加屈膝间隙以达到屈伸间隙的平衡。部分因神经肌肉原因导致的膝反张畸形不在本章讨论范围之内。

一、膝反张的韧带平衡与假体选择

发育不良导致的膝反张多见于外髁发育不良导致的膝外翻畸形合并膝反张。这类反张在临床上比较多见。但多数病例反张程度不重, 选择非限制型或半限制型关节即可得到解决。由于此类病例韧带完整性良好,其外翻的矫正重要性大于反张。具体软组织平衡方法可参见第 3 章第二节。部分反张,如外伤骨折畸形愈合、膝关节置换术后松动等原因导致的反张,术中一般视韧带情况进行处理。如果骨缺损导致的反张其韧带完整性尚可,可选用髁限制型(CCK)假体配合翻修垫片进行置换。对于严重韧带功能不足导致膝关节不稳及反张的病例,则直接选用限制型假体解决。

见图 3.4.1 至图 3.4.5。

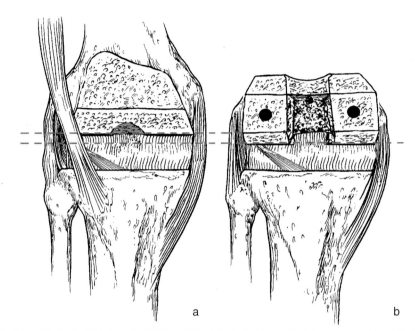

a   b

图 3.4.1 膝反张的关节,如果按常规方法进行截骨,就会造成伸膝间隙过大(a)而屈膝间隙偏小(b),造成伸膝松弛而屈膝紧张。

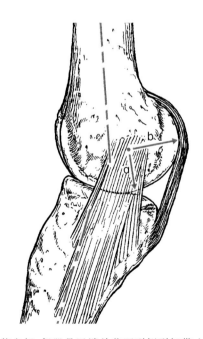

图 3.4.2 如图所示,侧副韧带功能良好,但股骨远端关节面到侧副韧带止点的距离(a)过短,导致在侧副韧带和后关节囊紧张前出现胫骨向前滑移过中线而出现膝关节过伸畸形。

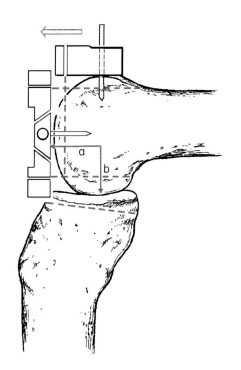

图 3.4.3　通过减小股骨远端截骨、增加股骨后髁截骨以及加大胫骨平台后倾角可矫正骨结构异常。通过正常的股骨远端截骨定位后，适当减小截骨量来完成股骨远端截骨。然后选择较正常情况下小一号的切模完成前后髁的截骨。增加胫骨平台后倾角以增加屈曲间隙，减小伸膝间隙。上述截骨完成后距离（a和b）就会接近相等，膝关节在整个屈伸范围内获得稳定。

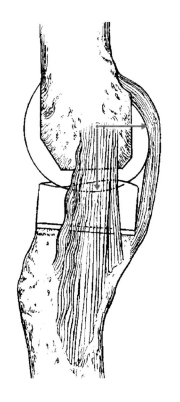

图 3.4.4　小号股骨假体的股骨前后径减小，而股骨远端位置因截骨量少而延伸。由于增加了股骨后髁的截骨，应使用加厚的胫骨平台垫，这就增加了伸膝位的稳定性，并使伸膝位侧副韧带后束和后关节囊的紧张度恢复正常。

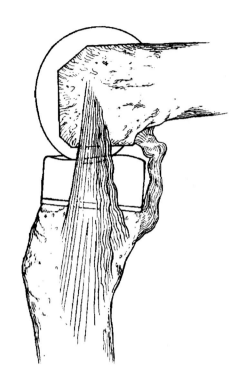

图 3.4.5 屈膝时,加厚的胫骨平台垫填充因选用小号假体而增大屈膝间隙并能恢复良好的韧带张力。应切除股骨后髁关节面的凸缘以容纳胫骨平台聚乙烯垫后缘,这样才能获得更深的屈曲度。

第五节 限制的自由：强直膝

强直膝泛指膝关节纤维或骨性强直于某一角度，关节无活动度或仅有轻微活动度。强直膝的手术入路、松解及截骨均具有很强的挑战性。至于假体选择，PS 假体或 PCL 替代型关节应为首选，髌骨置换为常规。对于此类畸形的手术，细节决定成败。

一、手术入路

强直膝最大的问题是显露困难，内侧髌旁入路为常规首选入路。通过松解髌腱、髌上囊和髁间窝逐步显露。当关节松解后暴露困难时，可使用"股直肌横切"法（图 3.5.1）。复杂入路还包括四头肌 V-Y 入路及胫骨结节截骨入路等。V-Y 入路有利于显露，但术后容易发生伸膝迟滞或伸膝无力。胫骨结节截骨入路可防止髌腱撕脱，还可进行胫骨结节移位，但术后需要固定胫骨结节，有骨折移位或不愈合之虞。一些复杂入路由于其并发症发生率高，非不得已不建议采用。

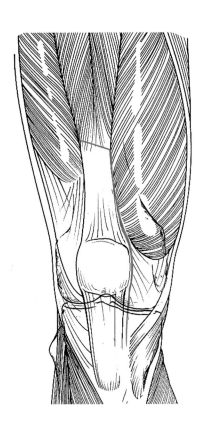

图 3.5.1 股直肌横切入路，在股直肌肌肉肌腱结合部做一斜行切开，有利于向外侧牵拉髌骨及伸膝装置。此入路适用于绝大多数强直膝，经过充分的松解均可解决显露问题。

二、伸直位强直

伸直位强直多见于感染、外伤等原因或因长期固定造成。严重者膝关节可发生骨性融合。伸直位强直显露最为困难。由于长期强直,伸膝装置纤维化粘连,髌腱挛缩,常有低位髌骨。术中应注意清理髌前脂肪组织,松解髌腱,抬高髌骨。有术者采用股四头肌 V-Y 或翻转入路显露强直膝,需要边显露边截骨。强直膝的截骨是手术操作的关键步骤,一般分两次进行截骨(图 3.5.2 和图 3.5.3)。预截骨时注意截骨厚度及骨量分配,不可截骨过多造成人为骨缺损。首先,于伸直位在关节线附近截下一个楔形骨块,将固定关节变为可动关节。然后,再次进行松解及显露,直至关节可屈曲。部分病例屈膝困难时可预先截除部分股骨后髁骨质。屈膝后使用通髁线及 Whiteside 线定位股骨旋转,也可采用屈伸间隙技术。整个操作过程注意髌腱止点及髌骨低位问题。可仿照 G Deschamps 报道的方法,在髌腱内侧插入一枚钉子保护髌腱止点。髌骨低位问题常见,除松解髌腱外,股骨远端不宜截骨过多,出现低位髌骨时可切除髌骨下极并行髌骨置换,采用小一号的髌骨上移植入。强直膝由于伸膝装置紧张及髌骨低位的存在,屈膝不会过大,一般达到 90°,可满足大部分生理需要即可。

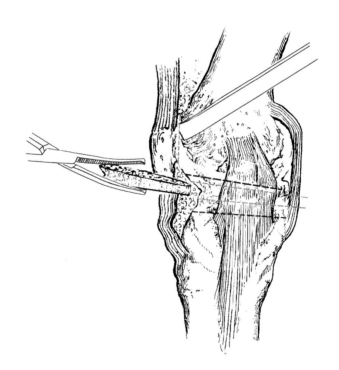

图 3.5.2　两次截骨法。初步软组织松解及显露后,先将髌骨用骨刀自融合的股骨上分离,注意分配骨量,保持髌骨厚度。外翻髌骨后再次松解,清除周围增生的脂肪组织,松解粘连的韧带,此时可于髌骨关节腔一侧行行外侧支持带松解。伸直位下安装胫骨定位器定位截骨,截骨水平适度上调 5mm,以保证胫骨截骨角度及截骨量,然后行股骨远端预截骨。为防止损伤腘后结构,锯片不宜锯得过深,使用骨刀凿除楔形骨块(图中虚线部分为第一次截骨位置,虚线为第二次截骨位置)。

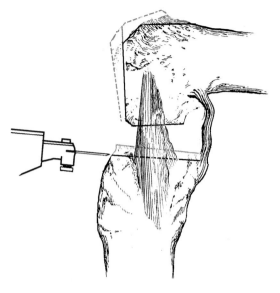

图 3.5.3　第二次截骨。楔形骨块凿除后,再次松解周围软组织,向外侧牵开伸膝装置后慢慢屈膝。再次行胫骨侧截骨及松解。待股骨远端可行髓腔钻孔后行股骨远端定位截骨。根据关节显露情况随时松解。注意屈膝时保护 MCL 及髌腱止点,防止撕脱。

三、屈曲位强直

与伸直位强直相比,屈曲位强直显露更为容易。显露时主要是伸膝装置延伸切开或 snip 横切。首先将融合的髌骨向外翻开,然后按屈曲程度大小决定先截股骨远端还是股胫关节融合部。截骨线宜参考通髁线或 Whiteside 线。注意股骨远端截骨应根据屈曲角度适量追加。松解主要关注髂胫束、内侧侧副韧带后束及后关节囊。股骨型号不宜过小以免屈膝间隙松弛,同时股骨远端适量追加截骨以改善伸膝间隙。高度屈曲强直不追求术中完全伸直,可留待术后康复逐渐改善(见图 3.5.4)。

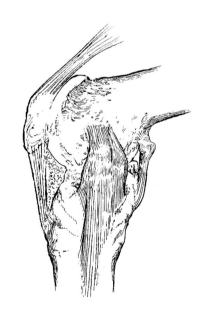

图 3.5.4　同伸直位强直一样,需要二次截骨方法显露和矫正。首先分离髌骨和股骨的融合部分以顺利外翻或外移髌骨(注意骨量分配)。髌骨外移后,股骨远端即可正常显露,进行远端定位截骨。然后进行后髁预截骨以分离股胫关节。股骨旋转定位截骨采用通髁线和 Whiteside 线定位。股骨截骨完成后,再行胫骨平台截骨。注意截骨时股骨假体型号可稍大以避免可能出现的屈曲间隙松弛。所有的截骨要保守一些,以便松解后有再次调整的余地。

　　无论伸直位强直还是屈曲位强直，此类病例术中术后并发症均多于其他畸形。术中骨折、韧带及髌腱止点撕脱、截骨定位错误，屈伸间隙平衡难以矫正等。术后并发症包括伸膝迟滞、关节活动度差、髌骨低位及撞击、膝前疼痛、关节不稳等。因此，屈曲强直手术适应证较为明显。对于伸直位强直，有必要讨论一下对于该患肢是否一定需要手术治疗，在此不再赘述。

常见问题解答

一、关于屈伸间隙平衡及截骨

1. 影响屈膝间隙的因素有哪些？（P76, P119, P123, P140, P142, P146）

　　股骨假体型号过大，假体后移，平台后倾不足等均可造成屈膝间隙紧张。此外，内侧平台骨赘增生，股骨内侧后髁骨赘增生均可限制 MCL 的滑动，造成屈膝间隙紧张。外侧屈膝间隙紧张见于腘肌腱紧张。另外，保留 PCL 的假体由于 PCL 的存在及松解或截骨不足，可加重屈膝间隙的紧张。

2. 影响伸直间隙紧张的因素有哪些？（P76, P84, P114, P120, P149）

　　股骨远端截骨量不足、MCL 后束及后关节囊骨赘增生粘连、髂胫束及外侧副韧带挛缩、内侧平台边缘骨赘增生等，均可造成伸直间隙紧张。外翻及屈曲挛缩的伸直间隙紧张还包括髂胫束挛缩及外侧副韧带紧张。

3. 关节边缘的骨赘是否需要完全去除？（P64, P68, P74, P77）

　　是，而且必须！籽骨除外。

4. 股骨外翻角选择的依据是什么？（P61, P110）

　　股骨外翻角的精确选择一般根据术前下肢冠状位全长片测量获得，但更多情况下，由于膝关节畸形变化及肢体的旋转等问题，这一测量并不完全准确。外翻角的选择一般根据公共标准建议选择，根据膝关节畸形状态（内翻还是外翻）、软组织松解程度及效果综合做调整。一般情况下，内翻由于内侧间隙紧张，可适度减小外翻角，外翻由于外侧紧张而内侧松弛，可适度增加外翻角。

5. 股骨假体的位置与屈伸间隙的关系如何？（P56, P66）

　　股骨假体的型号大小选择直接影响屈曲间隙。前髁截骨面固定的情况下，型号大，屈曲间隙变小，型号小，屈曲间隙增加。在股骨假体型号确定的情况下，假体前移，屈曲间隙增加，同时髌股关节填充增加，可能出现髌骨轨迹不良。假体后移，缩小屈曲间隙，但有可能出现前髁台阶（notch）。如果假体型号和前髁截骨面固定，外旋增加则内侧间隙增加，外侧相应减小；反之内侧屈曲间隙变小，外侧间隙增加，过度内旋可能同时出现髌骨轨迹不良。因此，股骨假体的型号选择、前后位置及旋转角度均可不同程度地影响屈曲间隙及髌骨轨迹。

6. 股骨前髁出现台阶（notch）怎么办？（P66）

　　Notch 的出现有两个原因，一是假体型号选择正确但位置后移，导致前髁截骨过多而后髁截骨不足，此时可能会同时伴随屈膝间隙紧张。二是股骨假体型号选择过小，导致屈膝间隙正常而前髁截骨过多。Notch 与抱髁器的精确性及术者的临床经验有一定关系。文献上，没有证据表明出现 notch 后会造成股骨髁上骨折的风险增加。因此，出现 notch 后，首先判断是上述哪种原因，第一种原因可选择小一号的假体，如果屈膝间隙正常，可以忽略。如果是第二种原因，也可选择性忽略。出现 notch 后，髌股关节应力会适度降低，某种程度上反而会改善髌骨轨迹。

7. 前髁截骨不足如何处理？（P56, P66）

　　与 notch 的出现相反，如果出现前髁截骨不足，其后果似乎比出现 notch 要麻烦一些。其原因也有两个，一个是股骨假体型号过大，另一个是型号正确但股骨假体前移，此时屈膝间隙会相应增加。前髁截骨不足会直接导致髌股关节过度填充，髌骨轨迹不良。解决方法是选择小一号的假体，增加前髁截骨量，或置换髌骨，将髌骨床减薄，缓解髌股关节压力。

8. 后倾角的大小的选择及如何调整？（P16, P17, P33）

　　后倾角的获得相对比较主观，即使定位器械精确，因胫骨长度不同其变异范围也较大。调整方法一是根据平台内侧关节面倾斜度调整（内侧关节面相对正常）；二是参考第 1 章表格进行选择。后倾角范

围应为 3°~7°,超出此范围则会影响屈膝间隙。

9.股骨假体内旋导致髌骨轨迹不良怎么办?(P93,P130,P133,P138)

此种情况多见于手术失误,膝外翻后髁发育不良以及抱髁器定位不准确等情况。已经完成截骨后发现假体内旋,其主要影响是髌骨轨迹不良或屈膝时向外半脱位;还有就是伸膝时外侧髁与垫片前缘的撞击及伸膝不良,以及立柱的撞击或磨损等。补救的方法包括髌外侧支持带松解及髌骨置换改善髌骨轨迹,外侧副韧带及髂胫束可适当松解以改善外侧伸直间隙撞击的情况。

10.胫骨后倾角与屈伸间隙的关系如何?(P34)

胫骨后倾角增加,可单纯增加屈曲间隙,反之则减小屈曲间隙。旋转平台假体建议 0°位后倾截骨。胫骨平台后倾角度和股骨后髁截骨面(股骨侧假体型号及位置)共同组成屈曲间隙。因此,除胫骨假体要求的后倾角度(3°、5°或 7°)外,其后期也可依股骨后髁截骨平面的位置做出微调,组成一个标准的矩形屈曲间隙。

11.胫骨平台内倾 3°截骨是否有意义?(P4,P16,P17)

0°和 3°是不同学者间的学术争论。目前选择 0°截骨者似乎更多。3°内倾截骨多见于 CR 假体的使用者,认为这样更符合膝关节生理,并且在 PCL 保留时释放内侧间隙,避免出现内侧间隙紧张的情况。但 3°截骨较 0°不容易掌控,建议在导航指导下完成更精确。

12.髌股关节轨迹不良的原因有哪些,如何解决?(P49,P54,P138)

理论上,股骨和胫骨假体所有的旋转不良,内外翻定位及截骨不当,髌骨低位等均可导致髌股关节轨迹不良,尤其外翻畸形及强直膝多见。如果截骨已完成,问题已发生。解决方法包括髌外侧支持带松解、置换小一号髌骨、髌骨上移植入。部分病例通过适度增加胫骨外旋位置、外移股骨假体、小一号股骨假体等方法可改善髌骨轨迹。

13.CR 假体置换时,安装试模后屈膝时发现股骨内侧有向后脱位的趋势如何处理?(P36,P39,P40)

这是 PCL 紧张导致的股骨假体过度后滚,紧张部位位于内侧间隙。解决方法包括选择小一号假体、增加股骨外旋、增加胫骨 3°内倾截骨,以及股骨侧或胫骨侧松解 PCL。

二、关于假体选择

1.活动承重还是固定承重?(P31)

大部分固定平台假体的设计都允许 10°~20°的旋转,限制性越高(如弧形垫),旋转耐受性越差。旋转带来的剪切应力会导致磨损增加。如果假体旋转对线不良,会导致磨损增加。活动承重有利于增加关节形合度的同时,抵消旋转带来的剪力和磨损。

2.如何选择假体,CR 还是 PS?(P44,P126)

与 PS 相比,CR 假体截骨及平衡技术要求苛刻,可调范围小,但术后运动功能及假体生存率高。术者根据自己的水平及喜好选择。

3.CR 假体手术失败可否改用 PS 假体?(P41)

理论上,CR 假体的截骨方式与 PS 假体略有不同,假如在使用 CR 假体截骨及韧带平衡良好的情况下,再切除 PCL 改用 PS 假体会造成屈膝间隙增加。但当 CR 假体屈膝间隙非常紧张的情况下,如果不想增加截骨或 PCL 薄弱,松解空间有限的情况下,可以选择切除 PCL 以期增大屈膝间隙。此种情况多见于男性股骨 ML/AP 比值较大的"宽扁状"股骨髁,或者小尺寸膝关节病例。其屈膝间隙空间改善有限。如果术中平台截骨时不慎伤及 PCL,此时改用 PS 假体可能会出现屈膝间隙增大的情况,此时应安装试模,测试伸直间隙,如果伸直间隙正常或轻度紧张,可行股骨远端追加截骨,得到一致的屈伸间隙即可选用 PS 假体置换。另外,PCL 切断后另一个选择是选用高弧垫片而非 PS 假体替代 CR 关节。

三、关于韧带

1.膝关节内侧二级稳定结构有哪些?(P8,P12,P32,P126)

膝关节内侧二级稳定结构包括后交叉韧带、后内侧关节囊,在 MCL 薄弱或轻度松弛时,可发生紧张

而维持内侧间隙的稳定性。

2. 腘肌腱断裂是否会影响关节稳定性？（P96）

　　腘肌腱断裂可直接导致屈曲位外侧间隙增大，远期大约有 1/4 的病例出现后外侧不稳定。因此，腘肌腱断裂后，建议适当缝合一针以确保屈膝间隙的稳定。

3. 腘肌腱紧张有何影响，如何松解？（P7，P87，P124，P125）

　　腘肌腱维持 60°～90°的外侧稳定性，因为腘肌腱为肌肉肌腱结构，其紧张多由周围的骨赘造成。骨赘增生部位有两处：一处为股骨外髁边缘的骨赘，位于肌腱止点下方，很容易去除；另一处位于平台后方边缘下方与腘肌腱交汇处，有一个突出的疣状增生，可于屈曲下胫骨前脱位，窄骨凿去除。严重者可在骨赘去除后，于股骨侧止点做部分松解，一般不建议切断。

4. 髂胫束的功能及松解方法？（P99，P128）

　　髂胫束的主要功能为伸直位外侧稳定性，屈曲时松弛，紧张的情况下可造成胫骨外旋。髂胫束的紧张在外翻及屈曲挛缩时多见。松解方式为关节线上方的多点切开术，或者牵开外侧结构，在胫骨平台前外侧 Gerdy 结节止点处行骨膜下剥离松解。

5. 后交叉韧带如何松解？（P36）

　　PCL 的松解程度有限，一般情况下，其紧张部位为其前外侧束，可于股骨侧止点进行部分松解。文献建议的胫骨侧骨凿截骨松解胫骨侧止点的方法并不可取，可造成 PCL 松弛及功能丧失，笔者不建议过度进行松解。如果股骨止点松解后紧张依然很明显，建议通过选择小一号股骨假体或增加平台后倾角的方法获得屈膝间隙。

6. 骨缺损如何处理？（P68，P111）

　　初次置换的骨缺损一般不大，均可通过截骨解决。残余缺损可通过骨水泥填充、植骨或金属垫块及延长杆处理。（详见第 3 章第一节，膝内翻骨缺损部分）。

7. 针刺法松解内侧副韧带是否可行？（P77，P114，P123，P140，P142）

　　术中每个现象都有其初始原因，找到原因并解决问题是最佳的方法。除非不得已，不建议用针刺方法松解韧带，尤其是内侧副韧带。外侧结构相比内侧结构薄弱，对间隙过小的容受度高，尤其是屈膝位。而内侧由于 MCL 强韧，对间隙的变化敏感度高。因此，内侧间隙紧张非常多见。多重原因可以导致内侧屈曲或伸直间隙紧张。内侧副韧带紧张为其一，此外，平台内侧截骨不足、后倾角偏小、股骨假体型号过大、股骨假体旋转不良、股骨远端外翻截骨角度的变化等均可影响内侧屈曲或伸直间隙。须知，屈膝和伸膝 MCL 紧张束是不同的，针刺方法更偏重于单个的屈曲间隙，对伸直间隙操作不方便。再者，针刺方法有可能出现"突发性"间隙松弛，上一针还紧张，下一针就可能松弛了。同时，即使针刺效果明显，其代价是破坏 MCL 的主要稳定束，日后容易造成渐进性内侧结构不稳，尤其是半屈位不稳更显著。因此，作者不建议用针刺的方法松解 MCL。如果出现内侧间隙不稳，首先应辨明是屈膝还是伸膝，是韧带本身的原因还是截骨或假体定位的原因，有针对性地解决最好。即使需要做 MCL 松解，也应遵从韧带止点及公认的骨膜下松解方法来进行。如果针刺法松解频率很高，则应反思一下自己的操作技术是否存在问题。

8. 膝关节置换应避免的五项关键性错误是什么？（P54，P93，P133，P138）

　　（1）胫骨旋转不良。除造成伸膝位不良及垫片前缘撞击外，屈膝时还可通过影响 Q 角的大小进而影响髌骨轨迹。建议使用主观定位（胫骨结节中内 1/3）和客观试模自主定位（软组织平衡必须到位）相结合的方法找到正确的旋转位置。活动承重假体可缓解旋转定位不良的问题。

　　（2）股骨旋转不良。过大导致外侧屈曲间隙紧张，内侧松弛；过小则内侧屈曲间隙紧张，外侧松弛，同时导致髌骨轨迹不良。

　　（3）髌股关节压力过高。前髁截骨量不足、股骨假体前移、股骨假体异常内旋、置换后的髌骨骨床过厚等均可导致髌股关节压力过高及髌骨轨迹不良。可通过髌骨置换（降低骨床厚度）来解决。

　　（4）不正确的髌骨置换。

　　（5）不正确的软组织平衡。

参考文献

关于下肢生物力学

1. Ahlback S. Osteoarhtrosis of the kenee: A radiographic investigation. Acta Radiol Stockh,1968; (suppl 277):
   7 – 14.

2. Akagi M, Yamashita E, Nakagawa T,et al. Relationship between frontal knee alignment and reference axes in
   the distal femur. Clin Orthop, 2001: 388: 147 – 156.

3. Allen PR, Denham RA, Swan AV. Late degenerarive changes after meniscectomy. Factors affecting the knee af-
   ter operation. J Bone Joint Surg, 1984; 66B: 666 – 671.

4. Anouchi YS, Whiteside LA, Kaiser AD, Milliano MT. The effects of axial rotational alignment of the femoral
   component on knee stability and patellar tracking I total knee arthroplasty demonstrated on autopsy specimens.
   Clin Orthop, 1993, 287: 170 – 177.

5. Arima J,Whiteside LA, McCarthy DS,White SE. Femoral rotational alignment based on the anteroposterior axis
   in total knee arthroplasty in a valgus knee. J Bone Joint Surg, 1995;77A: 1331 – 1334.

6. Barrett JP Jr,Rashkoff E,Sirna EC, Wilson A. Correlation of roentgenograhpic patterns and clinical manifesta-
   tions of symptomatic idiopathic osteoarthritis of the knee. Clin Orthop, 1990; 253: 179 – 183.

7. Berger RA Rubash He, Seel MJ,et al. The mechanics of the ligaments and menisci of the knee joint. J Bone
   Joint Surg, 1941; 23: 44 – 66.

8. Blankevoort L, Huiskes R, de Lang A. Helical axes of passive knee – joint motions. J Biomech,1990; 22:
   1219 – 1229.

9. Berger RA, Rubash HE,Seel MJ, et al. Determining the rotational alignment of the femoral component in total
   knee arthroplasty using the epicondylar axis. Clin Orthop 1993; 286: 40 – 47.

10. Buechel FF, Pappas MJ. New Jersey low contact stress knee replacement system ten – year evaluation of menis-
    cal bearings. Orthop Clin North Am, 1989; 2:147.

11. Chao EYS,Neluheni EVD,Hsu RWW, Paley D. Biomechanics of malalignment. Orthop Clin North Am ,1994;
    25: 379 – 393.

12. Churchill DL, Incavo SJ,Johnson CC,et al. The transepicondylar axis approximates the optimal flexion axis of
    the knee. Clin Orthop, 1998; 356: 111 – 118.

13. Garg A, Walder PS. Prediction of total knee motion using a three – dimensional computer – graphics model. J
    Biomechanics, 1990; Vol 23: 45 – 58.

14. Griffin FM, Insall, Scuderi GR. The posterior condylar angle in osteoarthritic knees. J Arthroplasty. 1998; 13:
    812 – 815.

15. Harrington IJ. Static and dynamic loading patterns in knee joints with deformities. J Bone Joint Surg 1983;
    63A: 247 – 259.

16. Hollister AM, Jatana S, Singh AK, et al. The axes of rotation of the knee, Clin Orthop,1993; 290: 259 – 268.

17. Yoshioka Y, Siu D, Cooke TTD. The anatomy and functional axes of the femur. J Bone Joint Surg , 1987;
    69A:873 – 880.

18. Hsu RWW, Himeno S, Coventry MB, Chao EYS. Normal axial alignment of then lower extremity and load –
    bearing distribution at the knee. Clin Orthop, 1990; 255:215 – 227.

19. Hungerford DS, Krackow KA, Kennea RV. Alignment in total knee arthroplasty. In Dorr LD （ed）. The

Knee – Papers of the first Scientific Meeting of the Knee Society. Baltimore, University Park Press, 1985；9－21.

20. Johsson H, Kaerrholm J. Three – dimensional knee joint movements during a step – up. Evaluation after anterior cruciate ligament rupture. J Orthop Res, 1994；12：769－779.

21. Kettelkamp DB, Chao EYS. A method for quantitative analysis of medial and lateral compression forces at the knee during standing. Clin Orthop,1972；83：202－213.

22. Kurosawa H,Walker PS,Garg A,Hunter T. Geometry and motion of the knee for implant and orthotic design,J Biomech, 1985,18：487－499.

23. Lew WD, Lewis JL. The effect of knee – prosthesis geometry on cruciate ligament mechanics during flexion. J Bone Joint Surg Am, 1982；64：734－739.

24. Lewis JL, Lew WD. A method for locating an optimal "fixed" axis of rotation for the human knee joint. J Biomech Eng, 1978；100；87－93.

25. Lonner JH, Laird MT, Stuchin SA. Effect of rotation and knee flexion on radiographic alignment in total knee arthroplasties. Clin Orthop,1996；331：102－106.

26. Maquet PGJ. Biomechanics of the Knee：With application to the pathogenesis and the surgical treatment of osteoarthritis,ed 2,New York,Springer – Verlag,1984.

27. Matsuda S,Matsuda H,Miyagi T,et al. Femoral condylar geometry in the normal and varus knee. Clin Orthop, 1998；349：183－188.

28. Moreland JR, Bassett LW, Hanker GJ. Radiographic analysis of the axial alignment of the lower extremity. J Bone Joint Surg, 1987, 69－A：745－749.

29. Passariello R, Trecco F, Paulis FD,et al. Computed tomography of the knee joint：Technique of study and normal anatomy. J Computer Assisted tomography, 1983；1035－1042.

30. Pauwels F. Biomechanics of the locomotor apparatus. New York, Springer – Verlag, 1980.

31. Shiavi R, Limbird T, Frazer M, et al. Helical motion analysis of the knees during walking and pivoting. J Biomech, 1987；20：653－665.

32. Walker PS, Shoji H, Erkman MJ. The rotational axis of the knee and its significance to prosthesis design. Clin Orhtop,1972；89：160－170. ng

33. CJ, Walker PS. Rotatory laxity of the human knee joint. J Bone Joint Surg Am,1974；56：161－170.

34. Arima J, Whiteside LA, Martin JW,et al. Effect of partial release of the posterior cruciate ligament in total knee arthroplasty. Clin Orthop, 1998；353：194－202.

35. Insall JN, Ranawat CS, Scott WN, et al. Total condylar knee replacement. Clin Orthop, 1976；120：149－154.

36. 周殿阁,吕厚山. 膝关节侧副韧带解剖特点与膝关节置换股骨假体旋转定位轴线的关系. 中国修复重建外科杂志,2006；20(6) 594－597.

关于手术入路

1. Coonse K, Adams JD. A new operative approach to the knee joint. Surg Gynecol Obstet,1943；77：344－347.

2. Garvin KL, Scuderi GS, Insall JN. Evolution of the quadriceps snip. Clin Orthop, 1995；321：131－137.

3. Insall JN. Surgical approaches to the knee. In：Insall JN (ed) Surgery of the Knee. Churchill Livingstone, New York, 1984；41－54.

4. Trousdale RT, Hanssen AD, Rand JA. Cahalan TD V－Y quadricepsplasty in total knee arthroplasty. Clin Orthop, 1993；286：48－55.

5. Whiteside LA. Exposure in difficult total knee arthroplasty using tibial tubercle osteotomy. Clin Orthop ,1995；321：32－35.

6. Freiling D, Galla M, Lobenhoffer P. Arthrolysis for chronic flexion deficits of the knee：An overview of indications and techniques of vastus intermedius muscle resection, transposition of the tibial tuberosity and z – plasty of the patellar tendon. Unfallchirurg, 2006；109(4)：285 – 296.

7. Engh GA, Parks NL, Ammeen DJ. The influence of surgical approach on lateral retinacular releases in TKA. Presented at The Knee Society and AAHKS, Atlanta：GA,1996；2.

8. Hungerford DS, Krakow K, Kenna R. Management of Fixed Deformity in TKA：A Comprehensive Approach. Baltimore：Churchill Livingstone,1984；41 – 54.

9. Keblish PA. Valgus deformity in TKR：The lateral retinacular approach. Orthop Trans, 1985；9 – 28.

10. Wang JW, Kuo KN, Andriacchi TP, Galante JO. The influence of walking mechanics and time on the results of proximal tibial osteotomy. J Bone Joint Surg, 1990；72A：905 – 913.

11. Wolff AM, Hungerford DS, Krackow KA, et al. Osteotomy of the tibia tubercle during total knee replacement. J Bone Joint Surg, 1989；71A：848.

关于截骨与平衡

1. Insall JN. Surgery of the Knee. New York ：Churchill Livingstone,1984；587 – 696.

2. Jiang CC, Insall JN. Effect of rotation on the axial alignment of the femur. Pitfalls in the use of femoral intramedullary guides in total knee arthroplasty. Clin Orthop, 1989；248：50 – 56.

3. Keblish PA, Varma AK, Greenwald AS. Patella resurfacing or retention in total knee arthroplasty：a prospective study of patients with bilateral replacements. J Bone Joint Surg, 1994；76B：930 – 7.

4. Mensch JS, Amstutz HC. Knee morphology as a guide to knee replacement. Clin Orthop, 1975；112：231 – 241.

5. Neluherni EVD, Paley D, Hsu RWW, Chao EYS. Transverse orientation reference axes of the femur and tibia in the normal population. Unpublished manuscript.

6. Poilvache PL, Insall JN, Scuderi GR, et al. Rotational landmarks and sizing of the distal femur in total knee arthroplasty. Clin Orthop, 1996；331：35 – 46.

7. Roestlund T, Carlsson L, Albrektsson B, et al. Morphometrical studies of human femoral condyles. J Biomed Eng, 1989；Vol 11：442 – 448.

8. Soudan K, Audekercke van R. Methods, difficulties and inaccuracies in the study of human joint kinematics and pathokinematics by the instant axis concept. Example. The knee joint. J Biomech, 1979；12：27 – 33.

9. Tanavalee A, Yuktanandana P, Ngarmukos C. Surgical epicondylar axis vs anatomical epicondylar axis for rotational alignment of the femoral component in total knee arthroplasty. J Med Assoc Thai, 2001；84 Suppl 1：S401 – 408.

10. Whiteside LA, Arima J. The anterior – posterior axis for femoral rotational alignment in valgus total knee arthroplasty. Clin Orthop, 1995；321：168 – 172.

11. Whiteside LA, McCarthy DS. Laboratory evaluation of alignment and kinematics in a unicompartmental knee arthroplasty inserted with intrameduliary instrumentation. Clin Orhtop, 1992；274：238 – 247.

12. Whiteside LA. Correction of ligament and bone defects in total arthroplasty of the severely valgus knee. Clin Orthop, 1993；288：234 – 45.

关于髌骨

1. Cameron HU, Fedorkow DM. The patella in total knee arthroplasty. Clin Orthop, 1982；165：197 – 9.

2. Kaper BP, Woolfrey M, Tourne RB. The Effect of built – in external femoral rotation on patellofemoral tracking in the genesis II total knee arthroplasty. J Arthroplasty, 2000；15(8)：964 – 969.

3. Merkow TL, Soudry M, Insall JN. Patellar dislocation following total knee replacement. J Bone Joint Surg, 1985; 67A:1321.

4. Mohammed Moussa. Rotational Malalignment and femoral torsion in osteoarthritic knees with patellofemoral joint involvement (A CT sand study). Clin Orthop, 1994; 304: 176 - 183.

5. Whiteside LA. Distal realignment of the patellar tendon to correct patellar tracking abnormalities in total knee arthroplasty. Clin Orthop, 1997; 344: 284 - 289.

6. Yoshii I, Whiteside LA, White SE, Milliano MT. Influence of prosthetic joint line position on knee kinematics and patellar position, J Arthroplasty, 1991; 6:169 - 177.

关于骨缺损

1. Engh GAParks NL. The management of bone defects in revision total knee arthroplasty. Instr Course Lect, 1997; 46:227 - 236.

2. Vince KG, Revision knee arthroplasty. Chapman MW, ed. Operative orthopaedics, 2nd edition. Philadelphia: JB Lippincott Co, 1993; 1981 - 2010.

3. Cooke TD, Scudamore RA, Bryant JT, et al. A quantative approach to radiography of the lower limb. J Bone Joint Surg, 1991; 73 - B:715 - 23.

4. Cooke TDV, Pichora D, Siu D, et al. Surgical implications of varus deformity of the knee with obliquity of joint surfaces. J Bone Joint Surg, 1989; 71B: 560 - 565.

5. Cooke TDV, Siu D, Fisher B. The use of standardized radiographs to identify the deformityies associated withosteoarthritis. In Noble J, Galasko CSB (eds): Recent Developments in Orthopaedic Surgery. Manchester: Manchester University Press, 1987, 264 - 273.

6. Crowninshield R, Pope MH, Johnson RJ. An analytical model of the knee. J Biomech, 1976; 9: 397 - 405.

7. Deedhom BB, Longton EB, Wright V, et al. Dimensions of the knee: Radiographic and autopsy study of sizes required for a knee prosthesis. Ann Rheum Dis, 1972; 31:54 - 58.

8. Dijk van R, Huiskes R, Selvik G. Roentgenstereopphotogrammetric methods for the evaluation of the three - dimensional kinematic behavior and cruciate ligament length patterns of the human knee joint. J Biomech, 1979; 12: 727 - 731.

9. Drackow KA. Approaches to planning lower extremity alignment for total knee arthroplasty and ostiotomy about theknee. Advances in Orthopedic Surgery, 1983; 7: 69 - 88.

10. Elias SG, Freeman MAR, Gokcay EI. A correlative study of the geometry and anatomy of the distal femur. Clin Orhtop, 1990; 260: 98 - 103.

11. Erkman MJ, Walker PS. A study of knee geometry applied to the design of condylar prostheses. Biomed Eng, 1974; Jan: 14 - 17.

12. Fick R. Handbuch der Anatomie und Mechanik der Gelenke. Vol. 2: 109 - 117. Vol. 3: 538 - 540, 556 - 560. Verlag Gustav Von Fischer, Jena, 1911.

13. Fujiya H, Churchill DL, Johnson CC, Beynnon BD. The effect of muscle forces on ACL strain under applied internal/external torque. Trans Orthop Res Soc 1998; 23: 615.

14. Fulkerson JP, Gossling HR. Anatomy of the knee joint lateral retinaculum. Clin thop, 1981; 153 - 188 - 96.

15. Grace JN, Rand JA. Patellar instability after total knee arthroplasty. Clin Orthop, 1988; 237: 184 - 189.

关于膝内外翻

1. Hernborg JS, Nilsson BE. The natural course of untreated osteoarthritis of the knee. Clin Orhtop, 1977; 123: 130 - 137.

2. Yagi T, Sasaki T. Tibial torsion in patients with medial - type osteoarthritic knee. Clin Orthop 1986；213：177 - 181.

3. Odenbring S,Lindstrand A, Egund N,et al. Prognosis for patients with medial gonarthrosis. A 16 year follow - up study of 189 knees. Clin Orhtop, 1991；266：152 - 155.

4. Keblish PA. The lateral approach to the valgus knee：Surgical technique and analysis of 53 cases with over two - year follow - up evaluation. Clin Orthop, 1991；271：52 - 62.

5. Karachalios TS, Newman JH. Severe varus and valgus deformities treated by total knee arthroplasty. J Bone Joint Surg, 1994；76B：938 - 42.

6. Krackow KA (ed). The Technique of Total Knee Arthroplasty. St Louis：CV Mosby, 1990.

7. Krackow KA, Jones MM, Teeny SM, et al. Primary total knee arthroplasty in patientes with fixed valgus deformity. Clin Orthop, 1991；273：9 - 18.

8. Krackow KA, Pepe CL, Galloway EJ. A mathematical analysis of the effect of flexion and rotation on apparent varus/valgus alignment of the knee. Orthopaedics 1990；13：861 - 868.

9. Ranawat CS. Total - condylar knee arthroplasty for valgus and combined valgus - flexion deformity of the knee. Techniques in Orthopaedics, 1988；3：67 - 76.

10. Stern SH, Moeckel BH, Insall JN. Total knee arthroplasty in valgus knees. Clin Orthop, 1991；273：5 - 8.

11. Li H, Ong A, Zhou D, et al. Total knee arthroplasty for fixed valgus deformity correction using a modified lateral parapatellar approach. J Knee Surg, 2019. 2.

12. Buechel FF. A sequential three - step lateral release for correcting fixed valgus knee deformities during total knee arthroplasty. Clin Orthop, 1990；260：170 - 5.

13. 周殿阁,吕厚山.软组织平衡在膝内翻全膝关节置换手术中的效果.中华骨科杂志,2001；21(12)：718 - 720.

14. 周殿阁,吕厚山,杜湘珂.膝内翻患者下肢对线的 X 线分析.中国医学影像技术,2001；17(12)：1222 - 1224.

15. 周殿阁,张斌,吕厚山等.膝外翻全膝关节置换外侧髌旁入路的手术方法探讨中华医学杂志,2007；87(27)：1885 - 1889.

16. 周殿阁,吕厚山. 膝内翻全膝关节置换术软组织平衡方法探讨. 中国修复重建外科杂志,2006；20(6)：602 - 606.

关于强直膝

1. Gatha NM, Clarke HD, Fuchs R, Scuderi GR, Insall JN. Factors affecting postoperative range of motion after total knee arthroplasty. Am J Knee Surg, 2004；17：196 - 202 .

2. Hsu CH, Lin PC, Chen WS, Wang JW. Total knee arthroplasty in patients with stiff knees. J Arthroplasty, 2012；27(2)：286 - 292.

3. Judet R, Judet J, Lord G. Results of treatment of stiffness of the knee caused by arthrolysis and disinsertion of the quadriceps femoris. Mem Acad Chir (Paris) 1959；85：645 - 654.

4. Kim Y - H, Kim J - S. Does TKA improve functional outcome and range of motion in patients with stiff knees . Clin Orthop Relat Res, 2009；467：1348 - 1354.

5. Bhan S, Malhotra R, Kiran EK. Comparison of total knee arthroplasty in stiff and ankylosed knees. Clin Orthop Relat Res, 2006；451：87 - 95.

6. Winemaker M, Rahman WA, Petrucelli D, De Beer J Preoperative knee stiffness and total knee arthroplasty outcomes. J Arthroplasty,2012；27(8)：1437 - 1441.

7. Montgomery WH 3rd, Insall JN, Haas SB, Becker MS. Windsor RE Primary total knee arthroplasty in stiff and

ankylosed knees. Am J Knee Surg, 1998; 11(1):20 – 23.

8. Massin P, Lautridou C, Cappelli M. Total knee arthroplasty with limitations of flexion. Orthop Traumatol Surg Res 95(suppl1)2009; 1 – 6.

9. Bae DK, Yoon KH, Kim HS, Song SJ. Total knee arthroplasty in stiff knees after previous infection. J Bone Joint Surg Am, 2005; 87:333 – 336 21.

10. McAuley JP, Harrer MF, Ammeen D, Engh GA. Outcome of knee arthroplasty in patients with poor preoperative range of motion, 2002.

11. Schurman JR, Wilde AH. Total knee replacement after spontaneous osseus ankylosis. Clin Orthop Relat Res, 1990;404:203 – 207 – 22.

12. Tew M, Forster IW. Effects of knee replacement on flexion. J Bone Joint Surg (A), 1987; 72:455 – 460 – 23.

13. Debette C, Lustig S, Servien E, et al. Total knee arthroplasty of the stiff knee: Three hundred and four cases. International Orthopaedics (SICOT), 2014; 38:285 – 289.

14. Shoemaker SC, Markolf KL. Effects of joint lioad on the stiffness and laxity of ligament – deficient knees. J Bone Joint Surg, 1985; 67A:136 – 146.

15. 吕厚山, 周殿阁等. 晚期强直性脊柱炎髋、膝、踝关节非功能位骨性强直的功能重建. 中华外科杂志, 2000;38(10):749 – 751.

16. 孙铁铮, 吕厚山. 晚期类风湿关节炎合并膝关节强直或僵直畸形行人工膝关节置换术. 2011;05(1): 3 – 9.

索　引

本书配有读者交流群

使用说明 \\\\\\

　　欢迎加入全膝关节置换学习社群。通过社群一起交流学习心得，群内回复关键词获取学习资源。

入群步骤 \\\\\\

❶ ➤ 微信扫描本页二维码；

❷ ➤ 根据提示加入交流群；

❸ ➤ 群内回复关键词领取学习资源。

社群服务介绍 \\\\\\

全膝关节置换交流群 ➤ 与骨科同行共同学习、共同进步，阅读更多科普文章和专业文章，进行案例交流和技术研讨。

为帮您更好地阅读，社群配有相应的读者活动和读书资源，回复群内提示的关键词即可获取！

‹ 微信扫描二维码

加入读者交流群

学习专业医学知识 ｜ 交流前沿医学技术